與你相鬱的日子

給患者與陪伴者的憂鬱症基礎指南

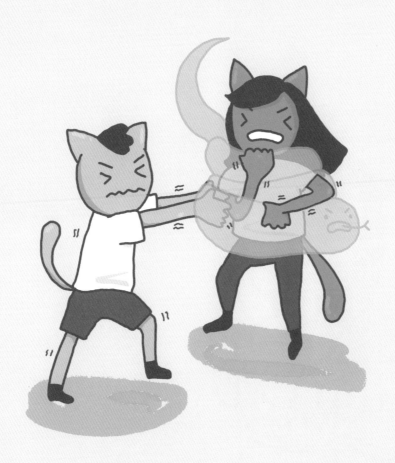

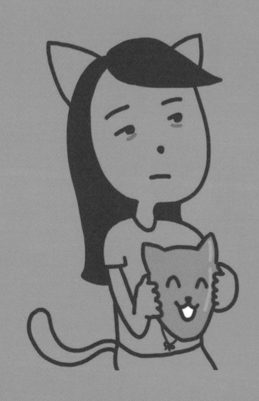

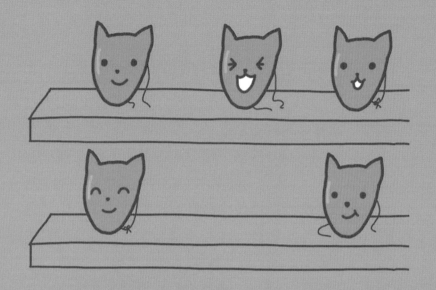

存在空氣中的隱形怪獸

在現今高強度的社會結構中，憂鬱症已是一種普遍存在你我身邊的身心疾病，每個人都有被憂鬱症纏身的可能性，在 2020 年的調查中，台灣更被預估約有 200 萬人有憂鬱症狀況，其所造成的社會影響更是不容小覷。

我在 40 歲時，曾經深受醫學上認定「重度憂鬱症」之苦，前後 11 個月，2 度強烈自殺意圖，連遺書都已寫好，幸得「用藥醫師（身心科或精神科）」醫好身體，加上「說話醫師（諮商或臨床心理師）」醫好心理，及家人好友耐心的陪伴，讓我成功走了出來，之後便創立「（台南市）憂鬱症關懷協會」18 年來協助過相當多的病友及家屬，深刻明白病友與家人朋友所面臨的痛苦、煎熬、困難與需求。

陳敬維小姐是心理專業，也曾任教師，同時也是憂鬱症的病友，能深刻體會「憂鬱症」的各種狀況，在本書以淺顯易懂的圖文方式以及親身的經歷，敘述了各

種不同性質、性別、年齡層的憂鬱症，能有效幫助認
識憂鬱症，並了解憂鬱症如何治療與陪伴。書中解說
精闢、條理清晰，強烈建議除了病友與陪伴者外，每
個人也都可以來閱讀本書，可以讓憂鬱症在不知不覺
中找上門時有因應之道。

台南市憂鬱症關懷協會 創會長
台南市　效果書局集團 董事長

林明政

推薦序二

擁抱眞實的脆弱美好

「真的糟糕透了，我就像沒有底座的沙漏，我的笑容，我的力氣，一點一滴流逝。我很努力想抓緊什麼，但攤開手什麼都不剩，真的好想死……」我說。

「我懂你現在的感覺，真的很難受。」Winnie 說。

2022 八月，盛夏，我開始了將近半年的躺床人生。

憂鬱症就是如此任性，原本好端端沒事的人，突然像斷了線的風箏，在虛無中飄飄蕩蕩，失去了方向，也常常淚水漫過臉龐，浸泡在沮喪的湖泊中，窒息難耐，無望感漸漸築成一座城，而我是這孤寂王國的唯一囚徒。

吃藥、運動、曬太陽、看精神科、心理諮商、中醫調理、求神問卜、跟伴侶、朋友、家人聊聊……所有能試的我都試了，只希望自己快點好起來。但一直看不到盡頭的感覺，真的讓人很挫折。

「我這邊有一本書的初稿，我不確定對你是否有幫助，但或許你可以看一下，希望能讓你好一些。」Winnie 說。

接著，我就收到了你們正在閱讀的這本書的電子檔，然後在筆電面前哭得一把鼻涕一把眼淚。

Winnie 的文字很真摯、很溫暖，就像一位鄰家大姐姐，輕柔地說著：「感覺不好也是可以的，你不孤單」。那是一種被輕輕觸碰心弦，細膩呵護與溫柔接納的感覺，陪著我不再憎惡自己，並且好好擁抱破碎的靈魂。

這不是一本心理專書，而是一位憂鬱症病友的真情告白。願這些文字能支持正在受苦的你，即便是一點點也好，感覺沒那麼痛，沒那麼無助，並深深地相信，原本的自己本來就非常可愛及值得被愛。

擁抱心理諮商所副所長

張宇傑

自序

在翻開這本書之前
作者想讓你知道的事

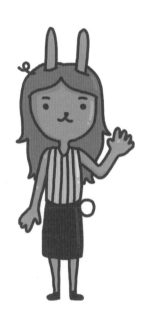

與你相鬱的日子

這不是一本快樂的書，
也不適合小朋友閱讀。

這本書不能取代心理治療，也沒有這樣的用意，我只是希望它能夠成為黑暗時刻用得著的工具。

若你是患者，當你身邊沒有人能傾聽時，希望你能感覺到這本書中有人理解你，看見你的痛苦。裡面一頁一頁都是由很多人的經驗拼湊而成，在這條路上，你並不是孤單一個人。

若你是陪伴者，當身邊的人發作讓你感到不知道該怎麼辦才好，希望這本書能夠給你充滿同理心的解答，給你力量幫助自己所珍惜的人。

祝福大家能夠越來越健康，有一天回頭看，發現已經走了好遠，不再需要這本書了。

點點點
Winie Chen

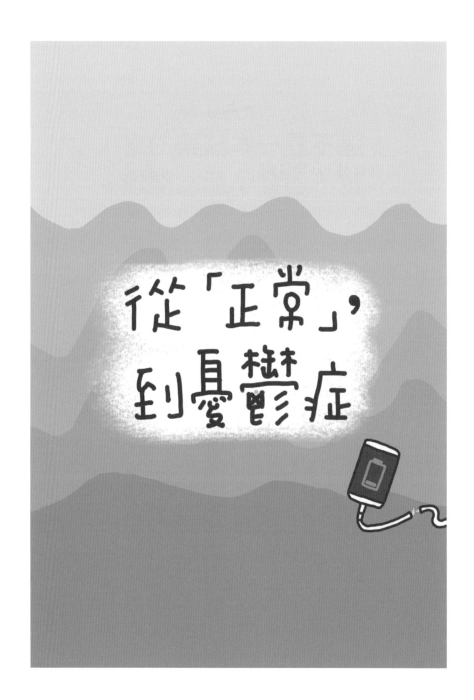

從「正常」，
到憂鬱症

與你相鬱的日子

以前我實在不懂為什麼有人會得憂鬱症，因為在過去的經驗當中，即使好事情發生沒有讓情緒好轉，時間終究能夠讓一切變得更平淡。

稱自己有憂鬱症的人，感覺純粹只是太懦弱或是不夠有耐心等時間撫平傷口。直到發生在自己身上才了解…

它隨著時間慢慢消磨一個人的內心。可能一開始只是在從事自己的興趣的時候沒有以前爽、出去玩也會比較快累想回家休息。「或許這就是長大吧」，你對自己說。

可能一開始只是習慣晚一小時睡、吃飯總是剩一點點。可能走起路時胸口有點沉，深呼吸沒有以往大口。「可能天氣悶熱吧，才會沒食慾、沒那麼舒服…」

你是善於解決問題又獨立的人，
東西不好玩就試試看新的興趣
吧，睡不著就冥想放鬆吧，天氣熱
就開冷氣吧，多叫點自己愛吃的
應該就吃得下了吧，沒什麼大不了的。

做那些自己該做的自我照顧
的事情，那是每個人的本分啊。
沒電就休息，插上插頭，留給
自己空間時間充電...

你發現該做的都做了，電根本沒在充。
充電線接了一整週，心裡的電池依然
顯現紅色的數字，而在一切的疲備與
困惑當中，眼看又要面對新的一週的責任。
原本只是低落、煩躁、麻木、很累，現在
又多了一個新怪獸：絕望。

與你相鬱的日子

你努力試著甩開這些感覺，它們卻緊緊地將你纏著。跟肉眼看不到的東西搏鬥好一陣子還打不贏，打擊了你的信心。你開始懷疑自己的能力，開始覺得自己沒有價值。

世界卻絲毫沒有慢下腳步，需要做的一切開始堆積。

「為什麼你這個沒做好？」

「為什麼那個還沒做？」

你僅剩的力氣只讓你說不到兩句話，所以你只說得了「對不起」。

好想用盡一切的力量嘶吼，
嘴卻像是被縫起來。
生活變得好黑暗，
暗到快想不起以前的自己
是什麼樣子了，也看不到盡頭。

目次

3 致憂鬱症陪伴者／ 161

認識憂鬱症

1

別人覺得憂鬱症像...

但其實比較像...

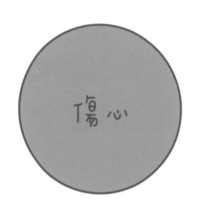

傷心

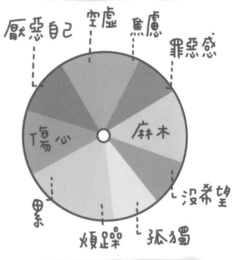

厭惡自己　空虛　焦慮　罪惡感

傷心　麻木

沒希望

累

煩躁　孤獨

...然後總是長這樣：

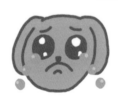

...而且可能長這樣：

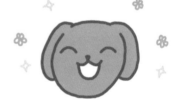

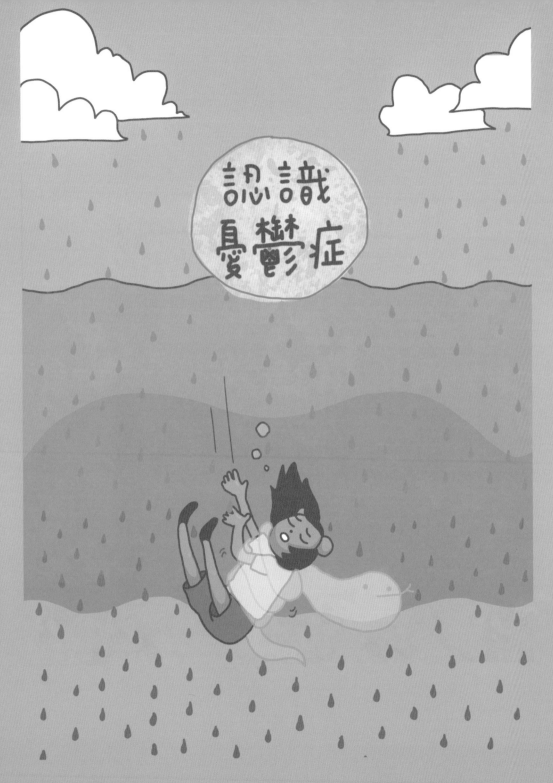

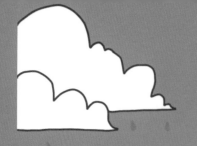
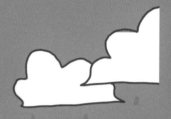

迷思：它是指一個人很難過，不知足，不願意往
　　　正面想，抗壓性低，是自己選擇這樣的。

其實：它是一種情緒病，會讓一個人情緒
　　　持續低落。症狀包含：

・對日常事情失去興趣　・可能反覆想到死亡
・飲食與睡眠變化　　　・感到無價值感、罪惡感
・疲倦　　　　　　　　・專注力下降

這些與其他症狀影響患者日常生活，像是工作/學
校表現、人際關係等。

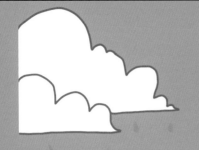
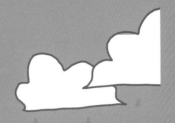

「但是每個人都有難過的時候啊!」

難過情緒通常會隨著時間變好,憂鬱症的低落
則不會,而且低落程度可能比一般難過情緒還嚴重。

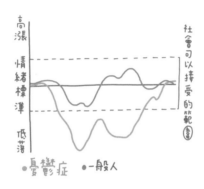

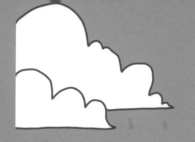
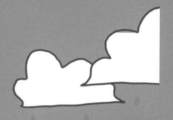

「為什麼有人會得憂鬱症?」

形成原因複雜,很難歸咎於單一原因。可能一部分是先天,一部分是因為環境,有些原因會提高得病風險,但是任何人都可能得憂鬱症。一些可能的風險因素如下:

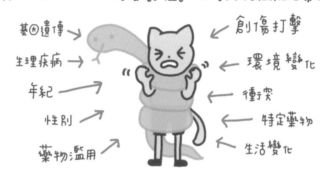

基因遺傳 →

生理疾病 →

年紀 →

性別 →

藥物濫用 →

← 創傷打擊

← 環境變化

← 衝突

← 特定藥物

← 生活變化

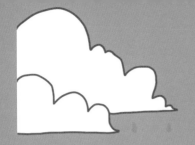
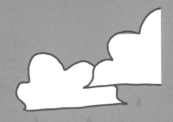

「難過又不會死！大家都很辛苦。」

他人最難同理憂鬱症患者的其中一點是<u>症狀持續的時間</u>。
每個人都會多多少少體會它的症狀，但不會持續很久一段時間。
症狀久久揮之不去沒有體會過可能不了解患者長期感受到的：

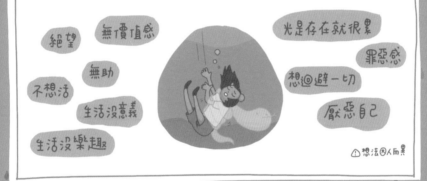

絕望　無價值感　　　　　　光是存在就很累

無助　　　　　　　　　　　罪惡感

不想活　　　　　　　　　想迴避一切

生活沒意義　　　　　　　　厭惡自己

生活沒樂趣

⚠ 想法因人而異

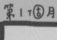

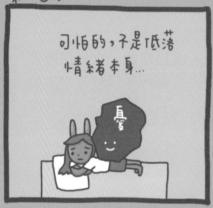

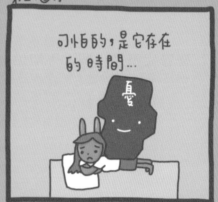

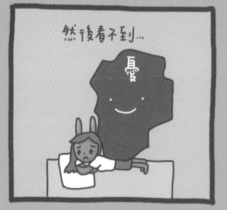

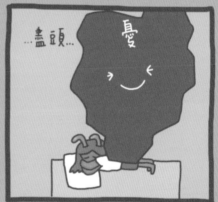

憂鬱症是什麼？

憂鬱症不是一個人不知足、懶惰，或是悲觀。它是個確確實實存在的疾病。雖然光從一個人外表無法看到，但是觀察腦部的話，可以發現腦結構、區域活動力、腦部神經傳導素的平衡都與沒有罹患憂鬱症的腦部不一樣。憂鬱症會造成各種不一樣的症狀，深深地影響日常生活品質。

它屬於一種情感性疾患，亦可以稱為情緒障礙。患者會感到心情持續低落，對原本感興趣的事情失去興趣，即使有好事情發生，心情也可能好不起來，也會被各種負面的想法侵襲，像是自責、貶低自己，讓一個人感受到罪惡、羞恥、沒有價值、沒有希望，甚至會萌生想死的念頭。

它會讓一個人記憶力變差，注意力變得比較不集中，感覺沒有精神，總是很累。憂鬱症也會害一個人睡眠與飲食失調，可能睡太多或太少或難以入眠，白天嗜睡，或是吃太多或太少，都有可能。除此之外，也可能會感到昏沉、頭痛等身體不適。

迷思：憂鬱症不是真正的疾病，只是一個人
　　　不知足，想太多而已！
事實：憂鬱症是確確實實的疾病，雖然
　　　從外表看不出來，但是腦部有劇烈變化
　　　影響全身與心理。

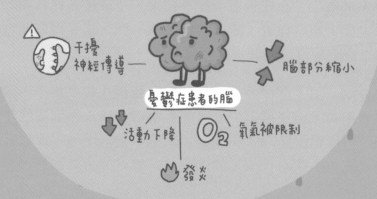

⚠️ 干擾
神經傳導 ── 憂鬱症患者的腦 ──→ 腦部分縮小

↓ 活動下降 ｜ O₂ 氧氣被限制

🔥 發炎

但是每個人都會有情緒起伏啊！

「憂鬱症」與「悲傷」的差別

如前面所提，憂鬱症屬於一種情緒障礙。每個人都會有情緒起伏，但情緒病的情緒極端超越正常範圍，使它們難以控制。情緒病常常被汙名化，其中一個原因可能是因為情緒管理是衡量一個人有沒有成熟的一個標準，但是考慮到每個人的情緒起伏趨勢都不一樣，面臨到的調適難度也不一樣，應當要更加同理而不是斥責那些因為受情緒病而受苦的人。

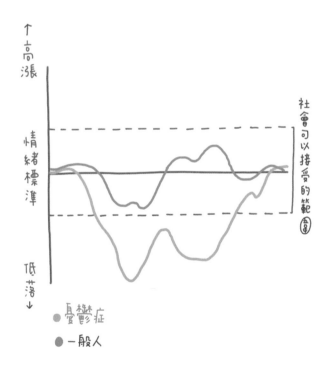

迷思：憂鬱症跟悲傷一樣。
事實：一個是需要治療的疾病，
　　　一個是自己會好轉的情緒。

是對於失去人事物、發生不好的事情的正常情緒反應

悲傷　　通常有原因

時間過了，情緒會恢復

自我感覺比較不會被長期影響

- -

是一個疾病，身體與腦部起變化

有時候沒有原因就會發作

憂鬱症　不會因為時間變好，而且會反覆發作，深深影響生活

會覺得自己沒價值、沒希望、感到罪惡，甚至會想消失

會有很多其他症狀，像是飲食失調、精疲力盡、難以專注等

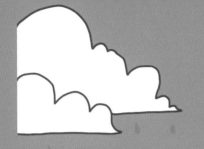
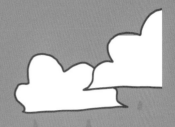

如果你剛開始了解憂鬱症，你可以:

· 檢視自己是否有既定的偏見。想到「憂鬱症患者」，你會想到什麼樣的人?

· 多查資料認識憂鬱症的事實，打破自己可能有的迷思。

· 練習同理、溫柔與耐心。不要批評、不懂裝懂或急著給建議。

· 記得憂鬱症不是一個人的選擇。沒有人會想生病。

· 記得照顧好自己，才能幫助別人。

· 了解一個人是否有憂鬱症不能從外表看出來。

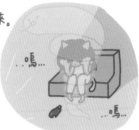

憂鬱症的「低落」又有哪裡不一樣？

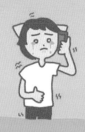

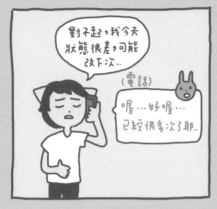

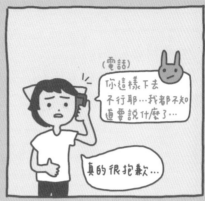

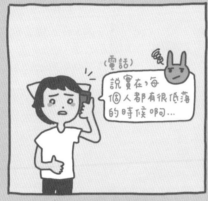

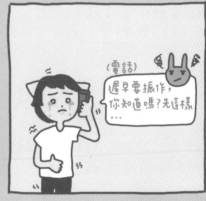

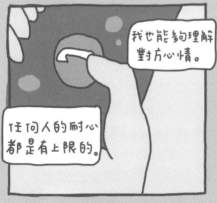

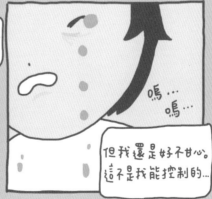

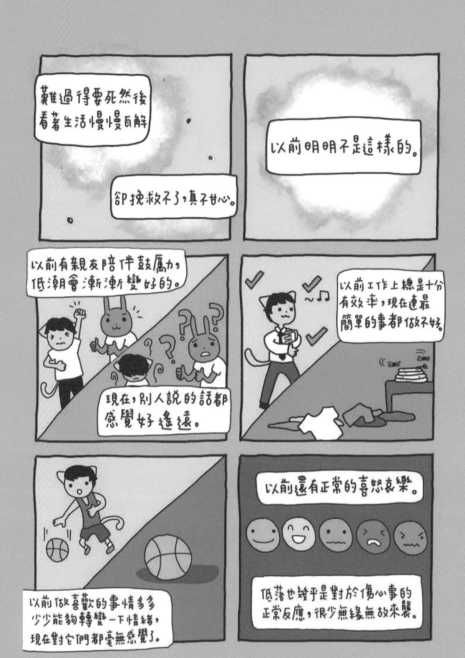

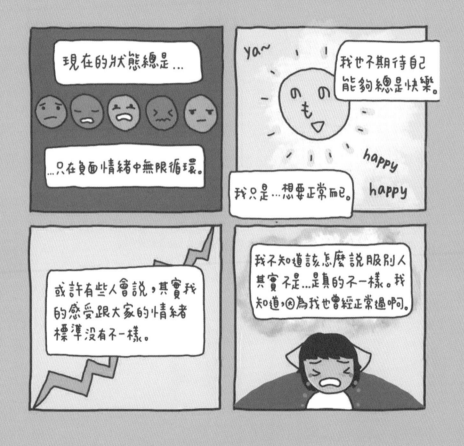

憂鬱症可能長這樣:

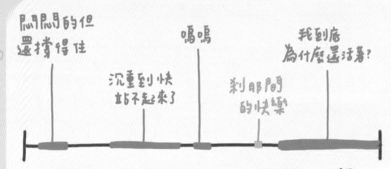

悶悶悶的但
還撐得住

嗚嗚

我到底
為什麼還活著?

沉重到快
站不起來了

剎那間
的快樂

我真的很希望別人能夠理解憂鬱症侵襲時,每次長度都不一樣,影響我的程度也都不一樣,然後快樂不是不可能,而是很難得。或許這樣他們就能夠相信我真的有生病,而且大部分的時間是很難受的。

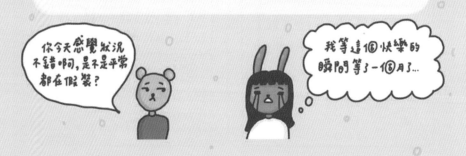

你今天感覺狀況不錯啊,是不是平常都在假裝?

我等這個快樂的瞬間等了一個月了...

憂鬱症的不同樣貌

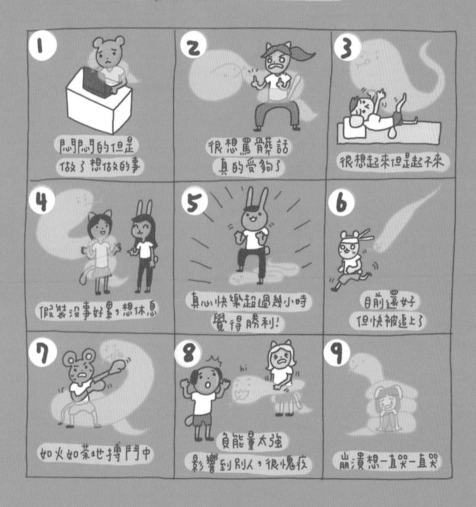

1. 悶悶的但是做了想做的事
2. 很想罵髒話真的受夠了
3. 很想起來但是起不來
4. 假裝沒事好累，想休息
5. 真心快樂超過幾小時覺得勝利！
6. 目前還好但快被追上了
7. 如火如荼地搏鬥中
8. 負能量太強影響到別人，很愧疚
9. 崩潰想一直哭一直哭

讓人生難上加難的憂鬱症

以「早上起不來」來說：

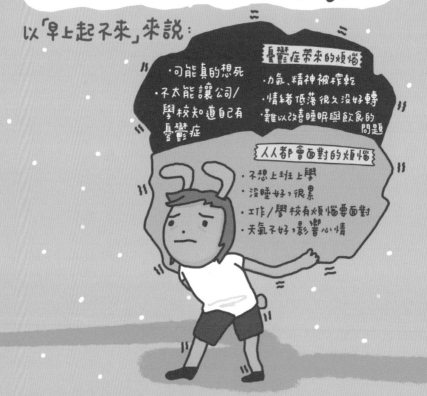

憂鬱症帶來的煩惱
· 力氣、精神被榨乾
· 情緒低落很久沒好轉
· 難以改善睡眠與飲食的問題

· 可能真的想死
· 不太能讓公司/學校知道自己有憂鬱症

人人都會面對的煩惱
· 不想上班上學
· 沒睡好，很累
· 工作/學校有煩惱要面對
· 天氣不好，影響心情

以「面對自己與生活」來說：

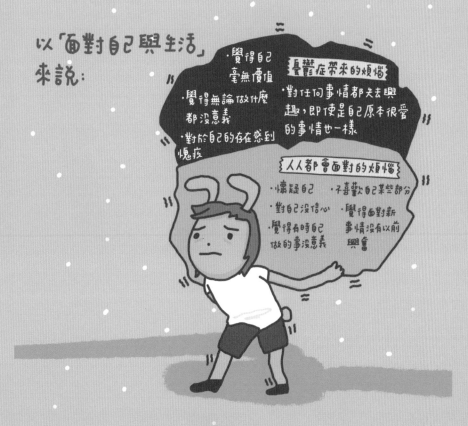

憂鬱症帶來的煩惱
・覺得自己毫無價值
・覺得無論做什麼都沒意義
・對於自己的存在感到愧疚
・對任何事情都失去興趣，即使是自己原本很愛的事情也一樣

人人都會面對的煩惱
・懷疑自己
・對自己沒信心
・覺得有時自己做的事沒意義
・不喜歡自己某些部分
・覺得面對新事情沒有以前興奮

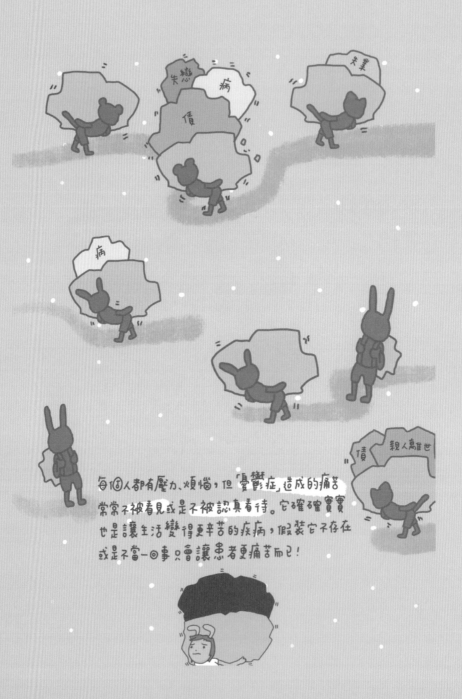

每個人都有壓力、煩惱，但「憂鬱症」造成的痛苦
常常不被看見或是不被認真看待。它確確實實
也是讓生活變得更辛苦的疾病，假裝它不存在
或是不當一回事只會讓患者更痛苦而已！

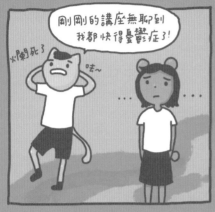

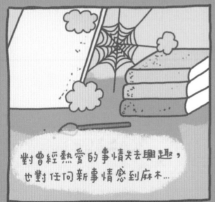

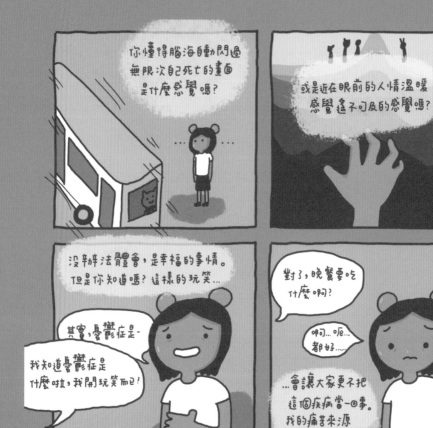

不同種憂鬱症（DSM-5）

▊ 鬱症 (重鬱症／重度憂鬱症）

診斷標準是要大部分時間內 (1) 有憂鬱情緒或是 (2) 喪失興趣或愉悅感的其中一項，至少出現五項與憂鬱情緒相關的特徵性症狀，日常功能上有變化（社交、職業等其他領域），至少持續兩個星期，因為這些原因感到痛苦。

憂鬱情緒相關特徵性症狀總共有九項，符合診斷標準則至少需要符合五項：

鬱症

- 幾乎每天大多數時間都是憂鬱情緒。
- 幾乎每天大多數時間對全部或是幾乎全部的活動喪失興趣或無法感到愉悅。
- 體重顯著減少或增加或是幾乎每天食慾減低或增加。
- 幾乎每天都失眠或嗜睡。
- 幾乎每天精神激動或遲緩。
- 幾乎每天疲倦或無力。
- 幾乎每天覺得自己沒有價值，或有過度或不合理的罪惡感。
- 幾乎每天思考或專注力下降，或變得猶豫不決。
- 反覆出現輕生的念頭（可能還沒有或是已經有計畫）。

因為重鬱症可能吸光一個人的活力，讓一個人感到十分疲憊，就連很小的一些事情都可能做起來變得加倍困難。這不是因為患者懶惰，而是就連小事情（像是洗澡、整理房間、洗衣服等）可能都需要花費很大的力氣才能完成。

這可能會讓患者覺得自己更加沒有用、罪惡感、與感到自責，這時，如果身邊的人還繼續責怪與批評，會讓患者更難受的。

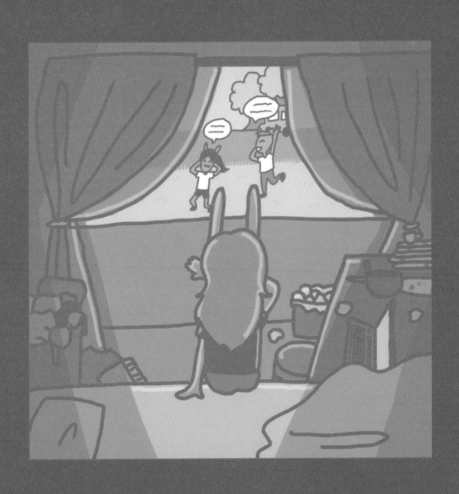

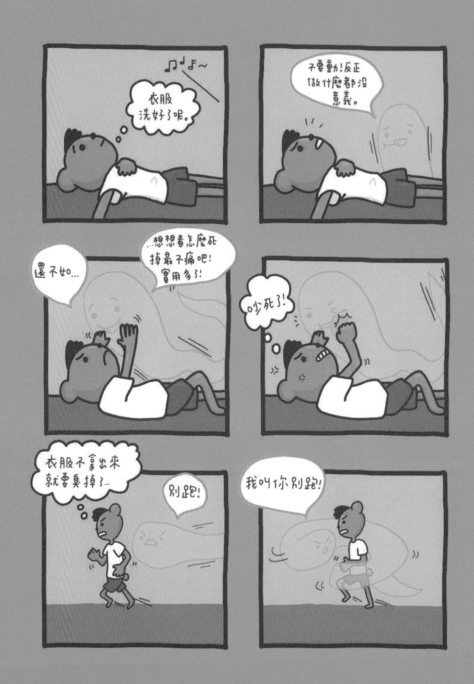

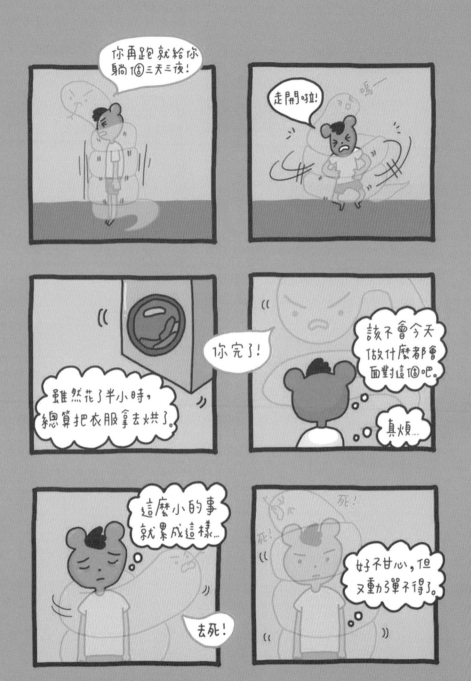

▌ 持續性憂鬱症 （輕鬱症）

長期憂鬱症狀持續至少兩年，超過一半的天數幾乎一整天都感到憂鬱，憂鬱時至少出現兩項相關症狀，而且從來沒有連續兩個月完全沒症狀。症狀如下：

持續性憂鬱

- 吃不下或吃太多。
- 失眠或嗜睡。
- 疲倦或無力。
- 感到自卑。
- 注意力不集中或難以做決定。
- 覺得未來沒有希望。

▌產後憂鬱症

產後憂鬱症通常在生產後幾週開始出現症狀，但是也可能
更早（在懷孕時期）或是更晚（出產後一年）才發生。

症狀包括：

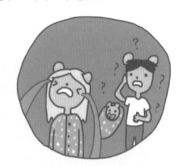

產後憂鬱

- ▪ 情緒低落或是嚴重情緒不穩定。
- ▪ 一直哭泣。
- ▪ 對事物失去興趣。
- ▪ 極度易怒。
- ▪ 過度疲倦或無力。
- ▪ 吃太少或吃太多。
- ▪ 難以清楚思考，注意力不集中或難以做決定。
- ▪ 覺得未來沒有希望。
- ▪ 嚴重焦慮與恐慌發作。
- ▪ 覺得很難與寶寶建立關係。
- ▪ 感到不足、自卑、罪惡感，害怕自己不是好媽媽。
- ▪ 產生傷害自己或是傷害寶寶的想法。

憂鬱症在不同人身上表現出來的樣子很多元，精神科醫師也會依據精神疾病診斷準則手冊（縮寫 DSM-5）去做診斷，而診斷是需要經過專業訓練的，所以我們一般民眾是不能夠自行做診斷的。

認識憂鬱症的不同樣貌、打破憂鬱症相關迷思很重要，因為它是一個深深被汙名化的疾病。當說出自己有憂鬱症的瞬間，彷彿會被貼上很多標籤，這讓治療之路變得加倍困難。

接下來介紹的名稱**不是 DSM-5 裡面出現的名稱**，但是是很多人常常用來形容憂鬱症的方法。我們來看看大家常常說的類型是什麼吧！

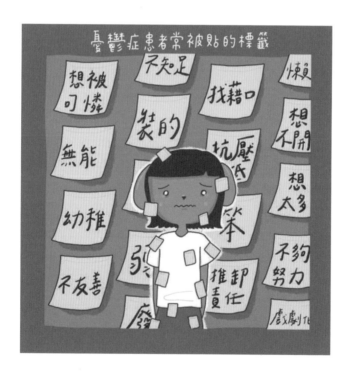

高功能憂鬱症

指一個人長期憂鬱、低落,還是可以過看似正常的生活,完成生活中的大小事甚至表現很好,內心卻很痛苦。

可能有的症狀與行為

 情緒總是低落、悶悶的、感覺累

 給自己很大的壓力要表現正常

 覺得自己都在假裝,不值得自己的成就

 感覺需要去證明自己需要幫助

總是很忙、工作時間長

感覺很堅強

飲食與睡眠失調

難以專心

感覺自己與他人有距離感

追求完美

感覺自卑

維持看似正常的生活需要花費很大的心力

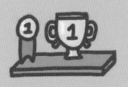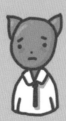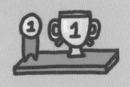

可能會有的想法

請不要因為我生活沒有
崩塌所以不相信我生病了。
為了維持它,我真的好累。

雖然我有少許正常的日子,
但大部分的時候,我很難受、
低落,幾乎沒有快樂的時候。

我讓自己忙著,看起來有
很多成就,但我無法忍受
一個人跟自己的想法獨處。

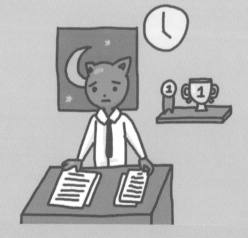

微笑憂鬱

- 並不在 DSM-5 當中，但被用來指有憂鬱症症狀，表面上卻感覺快樂滿足的情況。

- 表面上可能看起來能幹，生活穩定健全，樂觀開心，內心卻很痛苦。

- 經歷微笑憂鬱的人可能覺得自己展現憂鬱症症狀是懦弱的表現、自己的負面思緒會是別人的負擔、自己生活明明就很好所以不應該有憂鬱症、有完美主義等。

- 可能自殺風險更高，因為有力氣計劃與執行，也比較不會尋求幫助。

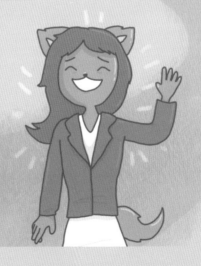

季節性抑鬱症

季節(尤其是濕冷的冬天)一直讓你覺得:

- 提不起勁
- 情緒低落
- 食慾、睡眠變化
- 愧疚
- 疲勞
- 沒有期望
- 無法專心
- 對事情失去興趣
- 難以專心
- 變緩慢

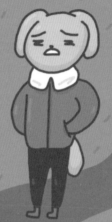

- 陽光變少,白天變短可能造成腦部神經傳導物質失衡了。

- 已經不是「悶悶不樂」,症狀會影響日常功能與生活品質。

- 盛行率可能是 1.5%－5% 的人口。

- 治療方式首選是光照治療,但是也有藥物治療等方式。

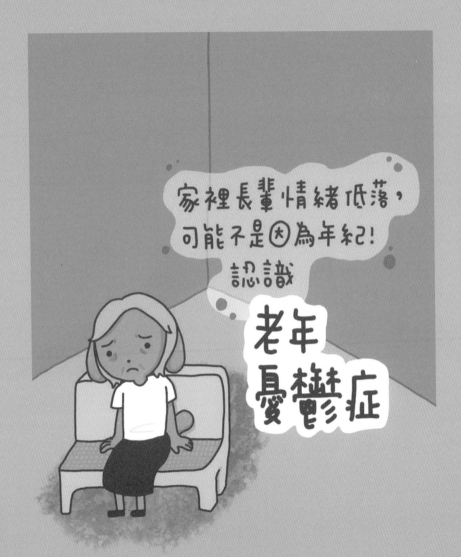

家裡長輩情緒低落，
可能不是因為年紀！
認識

老年
憂鬱症

可能的症狀

心情低落、空虛　　　坐立難安　　　常常疲勞

感到無價值感、　　　對原本喜歡的事情
罪惡感、沒有希望　　　失去興趣

難以專心、做出決定、　出現死亡或自殺　　　飲食、睡眠失調
想起事情　　　相關想法

頭痛、胸悶

活著不知道
有什麼意義…

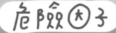

危險因子

基因　　　身體健康狀況不佳

社交孤立　　　低社經階層　　　喪偶

壓力　　　睡眠問題　　　缺乏運動

藥物上癮　　　酗酒

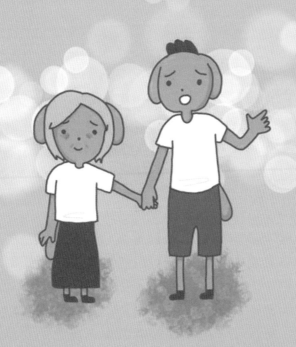

對長輩也要有同理心與耐心，
不是所有問題都是正常老化過程！

男性也會得憂鬱症嗎？

以性別去區分，女性罹患憂鬱症的比例比男性高，但是男性也是有可能罹患憂鬱症的。憂鬱症在男性身上也可能長得有點不一樣，而對於性別上面的差異，研究也比較有限，但是有探討「陽剛框架」可能會有的影響。

不同性別在社會上都會有不同難處，而男性普遍會遇到的一個問題是要更加表現陽剛、要壓抑情緒，不能哭，不然就「不像男人」。很多男性會有不能表現出會讓自己感覺起來軟弱的感受的壓力，像是悲傷與恐懼，然後被鼓勵表現讓自己感覺比較強硬的感受，像是憤怒。可能因為這樣，憂鬱症的表現也有影響。越是符合傳統陽剛定義的男性可能更有發展憂鬱症症狀的風險，也更不會去尋求幫助。

男性的心理健康議題很少被談論，但也是重要且值得關注的。關心身邊的男性時，可以特別強調展現出悲傷其實一點也不「脆弱」或是「不像男人」，正視自己內心的負面情緒反而是一件很勇敢的事情。可以表達自己難過，可以哭，這些都沒有關係。身邊的男性可能更加需要這樣的提醒，因為社會普遍灌輸的概念是相反的。

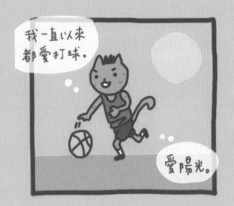

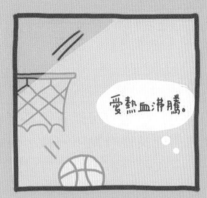

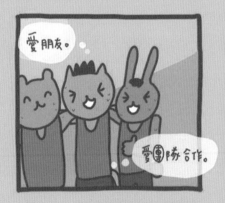

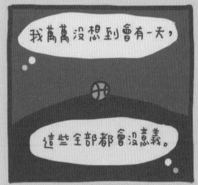

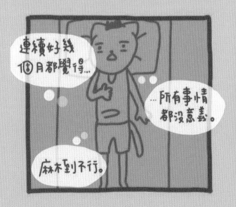

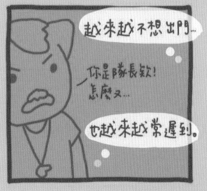

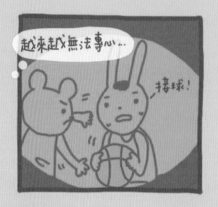

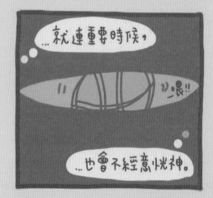

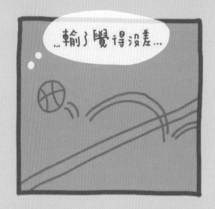

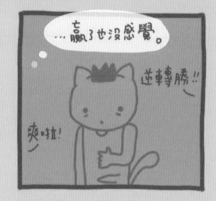

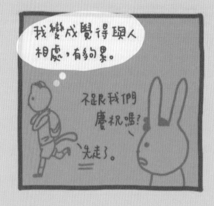

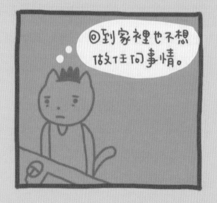

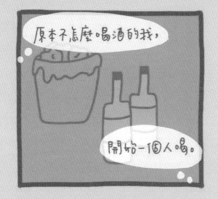
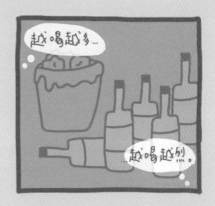
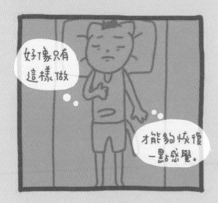
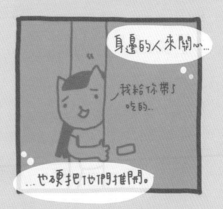
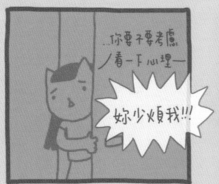
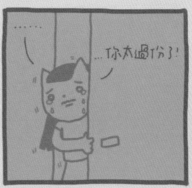

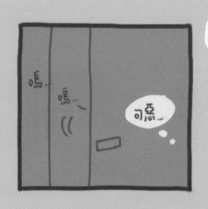

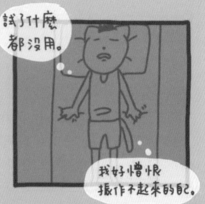

試了什麼都沒用。

嗚..嗚～

可惡...

我好憎恨振作不起來的自己。

憂鬱症發生在男性身上，比起悲傷，可能更像「生氣」！

一些可能的症狀：

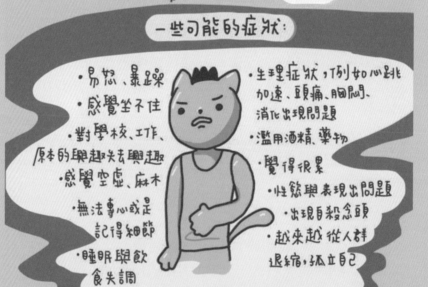

- 易怒、暴躁
- 感覺坐不住
- 對學校、工作、原本的興趣失去興趣
- 感覺空虛、麻木
- 無法專心或是記得細節
- 睡眠與飲食失調

- 生理症狀，例如心跳加速、頭痛、胸悶、消化出現問題
- 濫用酒精、藥物
- 覺得很累
- 性慾與表現出問題
- 出現自殺念頭
- 越來越從人群退縮，孤立自己

常常伴隨著憂鬱症的「焦慮症」又是什麼？

憂鬱症的診斷經常伴隨著焦慮症。可能因為病症造成日常生活上面許多障礙，很多事情做不好或做不完，也讓一個人擁有很多負面感受卻遲遲無法好轉，就可能形成比較嚴重的焦慮。日常與焦慮感覺的關係可能就很不一樣。

有時候有焦慮的感覺是很正常的，但是焦慮的感覺跟「焦慮症」又是不一樣的事情。一般的焦慮感覺通常有發作原因，而隨著讓人感到焦慮的事情結束，焦慮感覺也會跟著消失。焦慮程度也通常會跟引發事件成比例。

譬如說，考試沒有準備可能會有一點焦慮；如果家人送急診，可能會非常的焦慮。這些都是正常的反應。焦慮症則是疾病，焦慮感覺已經頻繁或嚴重到影響生活品質，難以控制，不一定有發作原因，而有發作原因的話，焦慮反應可能會比一般人還大。令人焦慮的事情結束的時候，焦慮感覺可能還是會持續。有時候也會有不切實際的焦慮想法，像是極度害怕一個幾乎不可能的事情即將發生。

呼吸緊促、胸痛、噁心等症狀可能比一般人來得反應大又持續更久。不同種焦慮症會有不一樣的情況，但是在評估上，區分只是一般的「會緊張／容易擔心」跟「焦慮症」的其中一個關鍵是是否影響到生活品質與功能。

分類在焦慮症下的疾病也不少，所以還是需要有專業人士的診斷為主。

憂鬱症 + 焦慮症的感覺

1. 感覺像是兩個巨大力量在拉扯，
   一個叫你什麼都別做，一個跟你說
   再不做事，一切就完了

2. 很難開始做想要做的事情，
   一方面動力被吸光，一方面極度
   害怕做或不做可能的負面後果，
   最後動彈不得

3. 一方面覺得一切都沒意義很難去
   放任何心思，一方面太過在意一切事情，
   在這兩個極端間被拉扯

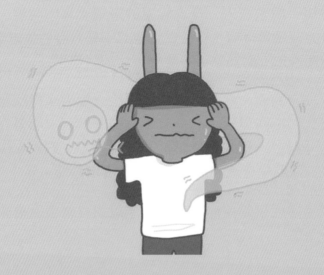

4. 過度在意別人怎麼想自己，
   卻無力經營人際關係

5. 感到深深的罪惡感、無價值感，
   同時被「自己永遠都不夠好」、「自己
   什麼都做不好」等不合理的責備
   聲音不斷轟炸

6. 不是累到起不來就是焦慮到睡不著

7. 覺得頭重重的、很難清楚思考，
   同時又有馬達極限運轉到
   快燒起來了的感覺

8. 對於累積起來很多沒做的事情
   感到很焦慮卻毫無動力開始做，
   結果累積更多事情更加焦慮，
   無限循環

9. 覺得很難向他人解釋自己這些
   矛盾的狀態

心理創傷是什麼？

「心理創傷」可以想作是對於心理的單次或是多次打擊事件，而不同人對於不一樣的事情會有不同反應。心理創傷也可能跟發生憂鬱症有關係。

心理創傷模樣有千百種，可能是一次性、重複性、或是各種原因形成的一些創傷。這些打擊超越一般能夠負荷壓力的程度，留下陰影。事件對一個人的打擊多大，只有當事人知道，不應該由別人判定應該有多痛。若心理創傷沒有好好處理，可能會有很嚴重的長期影響！

很多很多種狀況都能夠造成心理創傷，像是居住在不安全的環境中，接受嚴重疾病的痛苦治療，被長期冷落，處在逃不開的情緒勒索、恐嚇威脅環境下，遇到恐怖情人、親友自殺，以及更多。

受創傷影響的症狀包括恐懼、焦慮、情緒不穩、覺得沒有希望、退縮、愧疚與自責、 感覺與世界脫軌、或是感覺麻木。創傷也可能會負面影響我們的生理健康，即使過了很久很久也可能還是會影響。

「都過了那麼久，該放下了吧」其實是一句很傷人的話，因為時間不會撫平一切的傷口，只是將它們埋在深處而已。心裡的傷，即使想不起來，身體會記住，過了很久也可能有症狀。

有心理創傷的人也不一定會得到心理疾病，也不代表一個人抗壓性差，只是擁有心理創傷的人可能罹患精神疾病的風險會比一般人高，其中一個可能性也包含憂鬱症。

憂鬱症的形成可能有一些先天因素，但是後天因素也是會有影響，而其中一種後天因素可能就是心理創傷。

即使過了很久，一個東西、一件事情、一個人、一個味道，還是能夠「觸發」創傷回憶，鮮明還原當時的畫面與心情。即使現在已經不在那個痛苦的回憶中，被觸發的時候，當時的感覺可能會重新體驗一次，回憶可能不受控制地一直湧入腦海裡。有時候可能連自己會被什麼觸發都可能不知道。

對他人、對自己要有耐心，畢竟每個人正想克服的事情可能都不一樣。你會常常有惡夢或是不禁想起過去的沈重回憶嗎？或是哪裡好像斷片、想不太起來？或是感覺心裡麻木無感，好像自己不是真正的活著？面對某些事情，莫名其妙感到激動、生氣、焦慮等等，然後不知道為什麼會有這樣的反應？那你或許有一些心理創傷需要去正視與面對。無論是大傷口、小傷口、舊傷口、新傷口，都值得被認真看待，也不應該覺得「因為別人好像比自己慘」所以不認真看待自己的疼痛。

憂鬱症可以治療嗎？

憂鬱症是一種慢性疾病，需要長期去治療。恢復的情況會因人而異，但是在壓力或是生活變化下復發是常見的事情，在生活中來了又走，走了又來。至於能不能夠根治，在專業領域內的意見也不一致，但是可以同意的是大部分的病情可以透過藥物與諮商持之以恆地控制症狀。持續接受治療依然是有機會活出有品質的生活。

治療的方法有很多種，適合每個人的也都不一樣。應該與精神科醫師多多討論自己的症狀與對於不同治療的一些反應，進而調整最適合自己的治療規劃。不同的治療方式也有不同的適合時機，也會因人而異，所以跟醫生討論是極為重要的環節。

很多情況不只是需要看精神科醫師，搭配跟心理師的合作去做心理治療可能可以帶來更好的效果。心理治療絕對不單純是「付錢跟別人聊天」，而是心理師使用專業技術協助病患探討經驗、治療創傷、培養情緒調適技巧、挑戰思考模式，以及幫助病患變成更理想的自己等等。這是需要修練幾年加上實習才能夠得到專業的心理師執照，並不是一般朋友、家人聊聊天就能夠扮演的角色。

每個人治療的規劃都不一樣，適合的藥物、心理治療方法也都不一樣，所以一個人生病的過程需要什麼樣的治療應該交由專業人士判定。

爲什麼要尋求專業幫助？

爲什麼不能夠自己解決？憂鬱症可能自己好起來嗎？

相信很多人都是想要自己解決，覺得這樣才是堅強又成熟，但是我們往往忘記憂鬱症是一種病，尋找專業人士協助自己的康復是最有效率的方式。疾病嚴重程度會隨著時間變化，但是很多很多時候，沒有接受治療的話是會惡化的。用身體有巨大傷口去比喻，沒有給醫生治療的話，隨著時間可能會發炎、潰爛，以及影響其他部位的功能等等。

對於很多人，心理治療可能是藥物搭配著諮商，但是每個人的情況都有差異。有些人可能對藥物有許多顧慮，像是擔心長期服用會不會不適或是依賴，而這些擔憂都可以跟醫生反應。而對有些人的情況而言，諮商可能幫助有限。什麼樣的治療方案最適合自己可以跟專業人士討論。

社會當中，精神疾病常常被汙名化，憂鬱症患者也會被貼上很多標籤，所以尋求幫助可能是一件很困難、讓人感受到羞恥的事情。但其實，不顧他人的批評然後積極地處理自己的憂鬱症，對自己的心理健康很負責任，是很勇敢的行為。

復發很常見，這不代表失敗

進步常常不是直線前進的。心理治療的過程不是付出多少努力就會得到等比例的收穫。前進幾步然後倒退幾步是發生在許多人身上的。每一次的復發可以看作是練習對自己溫柔的一個機會。

要練習進步的時候肯定自己，然後感覺退步的時候也要練習安撫自己、好好休息。這樣的自我調適其實有時候才是最難的課題！

復發很常見，
這不代表失敗。

對自己溫柔，原諒自己，相信過程。
好好休息，調適好再繼續努力。

進步不是直線前進的。

一個人可以作息、飲食健康，經常運動，
與親友關係良好，事業有成，然後還是
可能罹患精神疾病，包括憂鬱症。

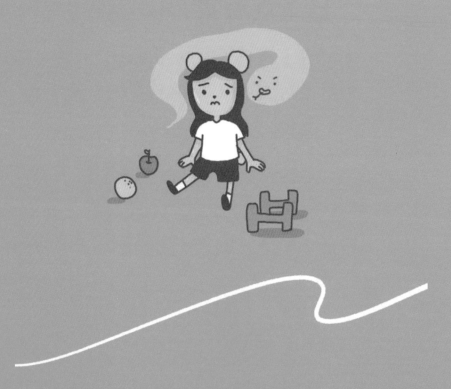

發病 ≠ 休息

狀況好轉的時候也要安排時間照顧自己！

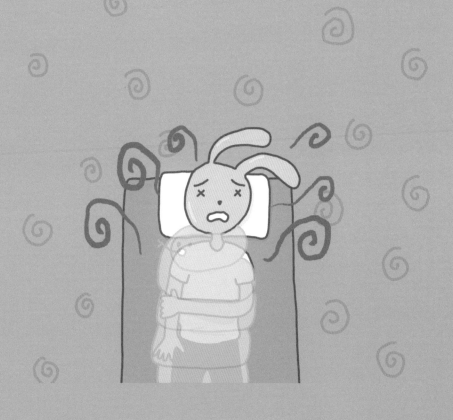

2

致憂鬱症
患者

完美的一天

的憂鬱症發作

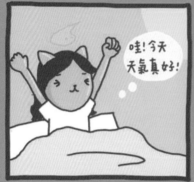

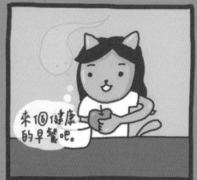

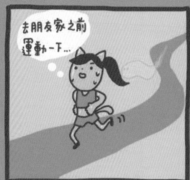

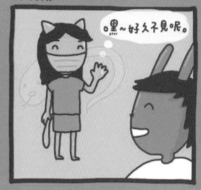

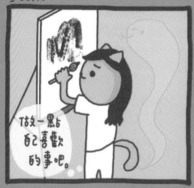

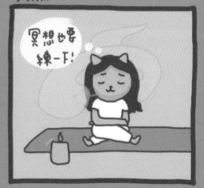

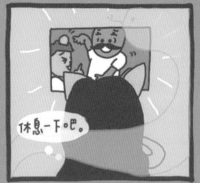

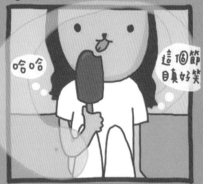

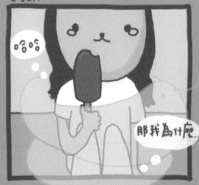

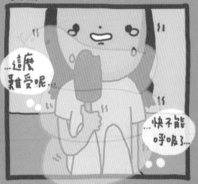

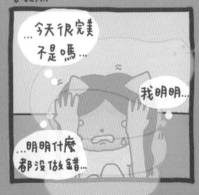

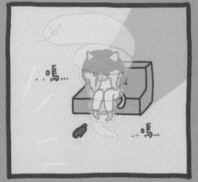

我怎麼知道我有沒有憂鬱症？

在台灣，只有精神科醫生可以做診斷，而大家常常都覺得自己要「夠嚴重」才可以去看醫生，但其實，如果覺得自己心裏不舒服一陣子卻找不到解答，就已經很足夠跟醫生討論症狀了。

有一個廣被使用的自我檢測量表「PHQ-9 (Patient Health Questionnaire-9)」，但它不能夠取代專業診斷，檢測量表結果僅能做參考而已。下一頁可以做做看自我檢測。

診斷書或是量表裡面的症狀或許看了有點無感，所以在量表的下一頁會介紹一些憂鬱症反映在生活上面時的一些不明顯徵兆，比較可能覺得敘述貼近日常生活。量表之後也會分享一些不明顯的憂鬱症徵兆。

有這些徵兆也不代表自己一定有憂鬱症，但可能是憂鬱症的一些表現，暗示著心裡可能有一些需要被解決的問題或許才可以過更快樂實在的生活。

憂鬱症自我檢測量表（PHQ-9，病人健康狀況問卷-9）

在過去兩個星期，你有多經常受以下問題困擾？	完全沒有	幾天	一半以上的天數	幾乎每天
1　做任何事都覺得沉悶或者根本不想做任何事	0	1	2	3
2　情緒低落、抑鬱或絕望	0	1	2	3
3　難於入睡；半夜會醒或相反地睡覺時間過多	0	1	2	3
4　覺得疲倦或活力不足	0	1	2	3
5　胃口極差或進食過量	0	1	2	3
6　不喜歡自己——覺得自己做得不好、對自己失望或有負家人期望	0	1	2	3
7　難於集中精神做事，例如看報紙或看電視	0	1	2	3
8　其他人反映你行動或說話遲緩；或者相反地，你比平常活動更多——坐立不安、停不下來	0	1	2	3
9　想到自己最好去死或者自殘	0	1	2	3

總分_____ =　　　____＋____＋____＋____

評分說明

總分 10-14 分： 輕度憂鬱

總分 15-19 分： 中度憂鬱

總分 20 分以上： 重度憂鬱

不明顯的憂鬱症徵兆

1. 日常生活簡單的事變得加倍困難，
像是洗澡、刷牙、整理東西，感覺超累。

2. 平常應該要讓自己開心的事情都
沒感覺，甚至覺得讓自己好累。

3. 沒有原因就覺得心很煩、悶悶的

4. 覺得怎麼休息都還是好累

5. 覺得越來越需要在別人面前強顏歡笑

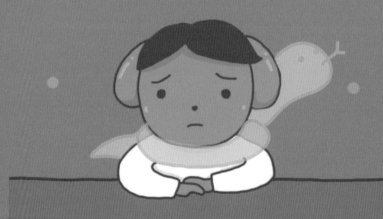

6. 出現找不到原因的各種身體不舒服，
   像是頭痛、肌肉痛、胸悶悶等

7. 沒有原因就想哭

8. 吃太多或太少、睡也睡不好

9. 覺得自己很廢、很沒用、沒價值

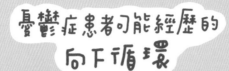

憂鬱症患者可能經歷的
向下循環

沒力氣做任何事，
情緒持續低落

因為自己沒做事，
開心不起來，
感到愧疚、自責

覺得自己沒用、
沒有價值

覺得拖累他人，
開始孤立自己

覺得孤單痛苦，
負能量越積越多，
感到越來越無力

更沒力氣做任何事，
情緒繼續低落，
無限循環

怎麼與憂鬱症共處？

一開始被診斷可能難以接受，可能感覺到難過、絕望、憤怒等情緒，這些都是正常的。這些感受會隨著時間變化，而無論是對於疾病本身的感受或是因為疾病帶來而需要承受的感受，共處的過程是十分艱辛的。

對於疾病的態度以及對於治療的期待都是共處過程中很重要的部分。因為每個人的狀況都不一樣，需要做好各種可能性都會有的一些心理準備。譬如說，有些人有可能接受治療之後就幾乎再也不會有曾經生病時候嚴重的持久低落感。有些人雖然情況好轉，面對生活中很大的壓力的時候，又會再次爆發。有些人可能明明接受治療一陣子了，卻遲遲沒有好轉。這些情況都有可能，而自己會是什麼樣子，可能要自己走過才能夠真正體會。但是如果對於疾病與治療有不合理的期待，像是覺得吃藥就可以解決生活中一切不愉快的事情，那等著自己的，只會有失落與氣憤。一個人應該花更多時間去了解自己的疾病，知道越多就越能夠駕馭它帶來的種種起伏。

與疾病共處的過程當中也有抒發情緒的方法，也可以作練習讓自己更能夠承受痛苦與壓力。一開始，這些方法會感覺特別的困難，但是積極地去練習是有機會改變自己應對情緒與壓力的方式的。

另外，把憂鬱症想像成有實體的東西或許也會對共處過程有點幫助。擁有的時候可能不知不覺中覺得病情成為自己的一部分，覺得自己好糟好糟，但想像它是有實體的東西的時候，可能可以有個與自己對立的對象的畫面。

有些人會把憂鬱症比喻成「討人厭的室友」或是「附身在自己身上的小惡魔」等等，而我自己覺得最適合自己的憂鬱症的比喻是「一條緊緊綑綁著我的隱形的蛇」。

記得，你的疾病不定義你。你擁有獨一無二的個性，多采多姿的不同面向，今天你只是生病了而已，並不是你這個人本質上不好。黑暗的時候，盡量想像健康自由的自己，即使腦海裡有一萬個聲音傷害你、貶低你，也不要忘了自己內在最原本的好。

你的疾病 不定義你。

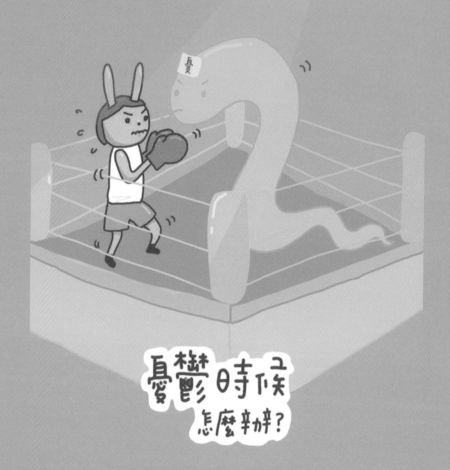

憂鬱時候怎麼辦?

憂鬱時候怎麼辦？

首先可以理解情緒的運作。消化情緒的機制很不直觀，越是去壓抑，或許短時間內能夠控制感受，但長期只依賴這個方法可能會帶來更多問題。消化情緒的辦法是盡可能與它共處。共處不代表徹底沉溺在痛苦情緒中然後陷入更黑暗的空間，而是在情緒發生的當下，意識到自己的情緒感受，並適當地去感受它，不否定它的存在。這樣比較能夠幫助你判別自己憂鬱症發作的狀態，且這次發作的模樣長什麼樣子。

情緒、思想、行為都是互相牽動著彼此的。透過一些行動，是希望能夠帶動自己的情緒思想也有一些正面變化。接下來的幾頁會以「有沒有力氣」探討自己可以做的事情。憂鬱症發作會榨乾你的體力、動力，而諷刺的是，很多對於病情進步的行為正是需要這些體力、動力才能完成。我們能夠做的就是盡我們所能，所以可以先評估自身情況，再去看看能夠做的事情當中，在痛苦之時，哪些可以拉著自己去做。

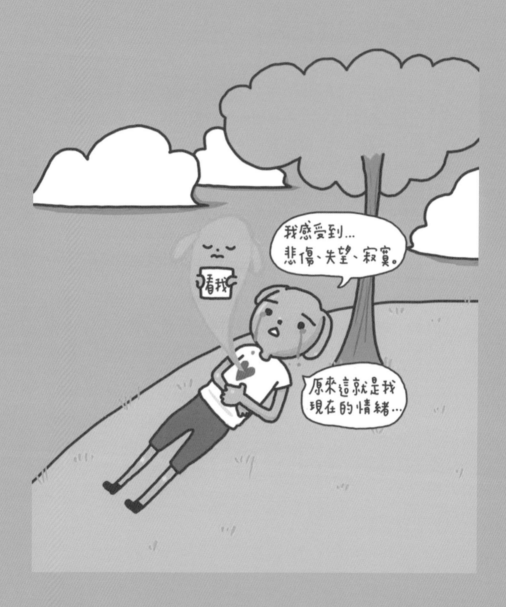

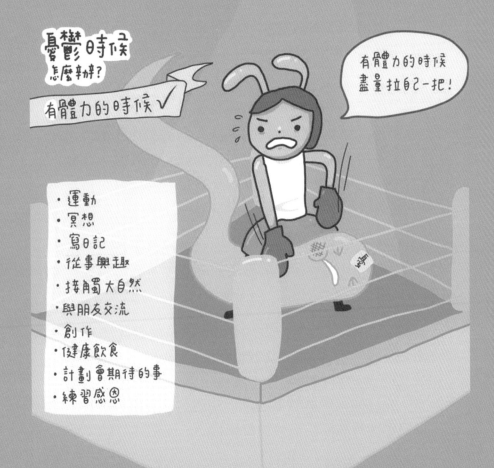

▌ 憂鬱時候怎麼辦？有體力的時候

有體力的時候，即使感覺沒心情做任何事情，但是又不想陷進情緒漩渦裡，可以試試看硬拉自己去做一些可能幫助自己的事。

1. 運動與飲食

身心健康是緊緊綁在一起的。先從運動對心理的影響說起的話，運動可以讓人分泌協調情緒的神經傳導素，可能對於提升情緒有幫助。練出健康的身體也有助於減少自己可能會遇到的一些身心問題。

如果本來就沒有運動的習慣，可以試著從很小很小的步驟開始，覺得可以的時候，再慢慢加強強度。此時我覺得要記得三件事：

(1) 剛開始的時候可能需要比較大的啟動能量才能夠動起來。大腦沒有這個習慣的神經迴路，會想去抗拒這個又新又吃力的行動。某種程度上，開始真的是成功的一半。光是開始就應該多鼓勵與稱讚自己，而不應該因為自己遲遲沒有開始而更加責備自己。

(2) 將自己運動的真正意義銘記在心：擁有發自內心的動力，像是讓自己身心變得更健康為目標，比較能夠長久維持習慣並保持健康的心態。

(3) 進步不是直線前進的。有時候前進兩步，可能會倒退一步，這時也不要氣餒，要相信是過程的一部分。

舉例來說，如果想要培養早起健身的習慣，可以先從「穿著運動衣服睡覺」開始。就這樣，沒有別的。

覺得做得到的時候，下一步可能就是「讓自己出現在健身房」。下次就是運動 5 分鐘。有點習慣之後，覺得自己可以持續做到，就把強度拉高。10 分鐘、然後 15 分鐘、然後 20 分鐘，30 分鐘等等……。如果有辦法負擔的話也可以找健身教練，不但教你更多正確觀念與運動方式，跟一個人約定好時間也可能更督促自己執行。如果喜歡跟朋友一起運動，也可以試試看邀請朋友與你一起運動，提升動力。

飲食也會影響情緒。雖然說重鹹重甜、油膩的食物可能讓人感到短暫地爽快，但長期下來會給身體很大的負擔。選擇健康的食物比較助於長期的情緒穩定。關注一些可靠的營養學資訊，盡量做出健康的選擇。

偶爾吃不健康但是帶給你快樂的食物也沒關係，不用過度自責，不過如果你覺得有時候一吃就吃不停、沒有辦法控制，或是實在吃太多、太少，或是吃完有深深的罪惡感，或習慣催吐，這可能表示有飲食障礙的傾向。這些情況也應該尋求專業人士幫助才比較能夠讓你恢復飲食上面的控制與健康。

2. 從事興趣

憂鬱症其中一個症狀就是對於原本感興趣的事物失去興趣。有一點體力的時候拉著自己從事原本的興趣可能沒有辦法移除那種失去興趣的空虛感與距離感,也可能得不到任何快樂,但即使這樣,也可能因為有行動覺得一天過得比較充實,或是提升自己的自我感覺。

譬如說,自己可能回想一天的經過,覺得「今天沒體力做任何事,我真是廢物……啊,但是我有畫畫,投籃投個幾下。都只有一點點,總比沒有好……」不要覺得「只有」一點點,當體力被榨乾還可以做一些事情的時候,這是很值得肯定自己的事!

雖然這麼想可能會讓最黑暗的日子好過一些些,過度依賴這個思考模式也有一個風險,就是將自己的價值過度建立在自己的產出上。透過平時的一些自我肯定,提醒自己即使沒有產出也是個努力且有價值的人,可能可以幫忙降低這樣的問題。

3. 冥想

很多人對於冥想都有一些誤解。它並不是「放空，什麼都不去想」，而是一個練習「正念」的方式，彷彿冥想是腦袋上健身房一樣，練出來的不是肌肉，而是提升正念的能力。正念是可以培訓的技能。

正念可以有很多不同定義，但是跟心理調適很有關係的一部分是退一步觀察自己且不帶批評地去評估自身狀態。無論有沒有心理疾病，任何人都會有陷在自己的思考與情緒的時候，而正念就是讓自己與自己的狀態保持一定的距離，給自己一些時間與空間去調適自己。

舉例來說，現在你被主管羞辱，心情很差。你可能陷入許多負面情緒裡，同時想著很糟的事情，像是自己會被炒魷魚、會被其他同事指點等等。這個時候發揮正念就像是退一步好好觀察與分析自己。

沒有發揮正念可能會想：「大家都在笑我，我好沒用，我工作保不住了，我工作丟了怎麼樣跟家人交代，全家會餓死街頭……」然後陷進黑暗想法的無底洞裡。

而發揮正念可能就會想：「深呼吸，靜下來觀察這個人，也就是自己，現在感受是悲傷、憤怒、丟臉、沒價值、焦慮。這個人現在因為這個事件很擔心未來，覺得一連串壞事一定會發生。」

正念是幫助自己更客觀地觀察自己，也拉長自己與思緒之間多一點點的距離，讓你有更多空間去選擇你要怎麼回應眼前的情況。

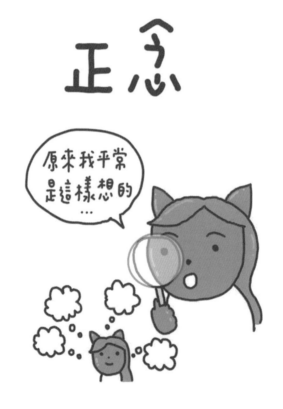

冥想可能帶來的好處

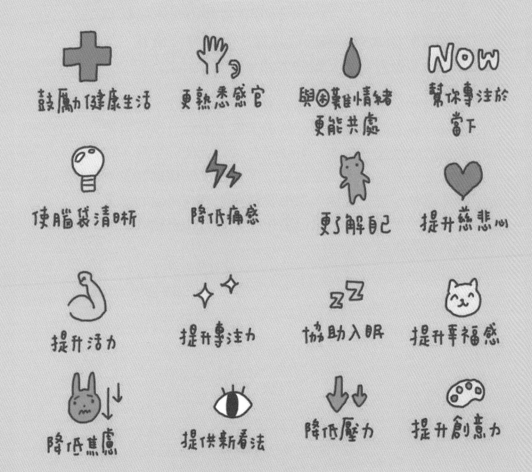

鼓勵健康生活　　更熟悉感官　　與困難情緒　　幫你專注於
　　　　　　　　　　　　　　　更能共處　　　　當下

使腦袋清晰　　降低痛感　　更了解自己　　提升慈悲心

提升活力　　提升專注力　　協助入眠　　提升幸福感

降低焦慮　　提供新看法　　降低壓力　　提升創意力

4. 寫字

把思緒寫下來不僅是一種發洩情緒方式，當文字清楚寫在你的眼前的時候，便能夠更清楚了解自己的狀態與思考模式。寫下來的方式很自由，不管你想要以日記形式寫、條列式地寫、一邊寫一邊畫，這沒有所謂絕對正不正確的方式。

寫字是我常常使用的自我調適工具，但或許不是最適合每一個人的。以我自己為例，接下來會分享我憂鬱時候的一些文字創作。有時候會以日記型式呈現，有時候亂寫亂畫一通，目標是以抒發當下的情緒為主。除此之外，留下紀錄，之後狀態好的時候可以回頭分析自己的思緒，看看自己發作時候會有什麼樣的情緒與思考的傾向。

每一段關係都有不一樣的成長與變化，而自己與慢性病的關係，好像也是如此。從一開始的慌亂陷在痛與黑暗中，到慢慢了解發生什麼事的時候對命運的憤怒，想著「為什麼偏偏是我」，到掙扎一番、發現病會纏身很久很久的無力與絕望……這是我與病相處十年關係之平凡開端。

我四處尋覓資訊、進一步了解它，也得到幫助自己的輔助工具與藥物，只能長期抑制症狀，但要承擔副作用。身體做這把交易的過程也相當孤單，那一陣子的不穩定讓我從人群退縮，養成到現在與親友相約也是輕描淡寫的習慣，想著畢竟人生已經那麼苦短、不想用自己的負能量玷污難得的純粹快樂氛圍。

這是一段不斷學習的過程。幾年的時間過著兩條平行的日子，一條是我盡心守護為自己築起的平凡生活，另一條是一戰接著一戰、看不到盡頭也

不能喊停退出的闖關遊戲。十年了，上了很多堂課，而現在我在進修感恩，感恩病情發作與發作之間的正常空檔比以前長，感恩自己更能夠忍耐與照顧自己，感恩痛苦滋潤了我的成長、讓我成為更溫柔堅韌的人。

我猜測，我要學的下一課是如何更坦誠展現自己覺得醜陋的一面，讓不喜歡真正的我的人離去，讓真正接受我的人留下，但是我還是沒有這勇氣。我很仰慕毫無保留地做自己的人，也期盼有一天自己能夠跨出這一步，因為軀殼外的世界感覺好自由。

有時候可能只是單純一些黑暗的想法，譬如說：

「我好難受喔，好想大叫，但是不行，所以我只能哭」

「覺得好寂寞喔……努力去改變吧」

或是抱怨，像是：

「每個人被發到的牌都不一樣，病情發作有時候隱隱作痛還能夠保持笑容控制住，沒有人的時候再大口呼吸、休息，但也有時候痛到難以維持正常，像是披著人皮的軀殼，唯有抽離自己才不會在別人面前崩塌。」

有時候帶有一些反思，像是：

9/11/2021

把筆放在紙上然後讓自己的心放血吧，我對自己想，但是墨水出不來。我用力按壓紙張但是不小

心將它給刺穿。我的心臟感覺像是在塌陷的胸腔裡的腫大球莖，憤怒地抽動著，呼應著我充滿無意義想法的腦海。其中一個漂浮的想法就是精神疾病的矛盾，而它的發作也正吞噬著我黯淡無光的早晨。

若將它給擬人化，它是生命章節主要的反派角色，一個我寧願不要有的角色，它卻複雜到難以徹底憎恨。它陪我度過最黑暗的時光，即使它正是黑暗的原因。

我想，或許心理疾病持續存在太久，你會開始誤會它是自己身分的一部分，即使知道這也並不是真的。但是誰不會去想，自己今天若是沒有生病、所有因為疾病受苦的時光被取代，自己會成為什麼樣的人，做什麼樣的事去填補這些時間？我試著用理想的自己填補這些空白，但是這些畫面薄如煙，在空氣中粉碎。

或許我最畏懼的不是症狀本身，而是距離失控越來越近的事實。

有時用紅色、黑色胡亂寫跟畫一通，覺得也滿舒暢的，
譬如說：

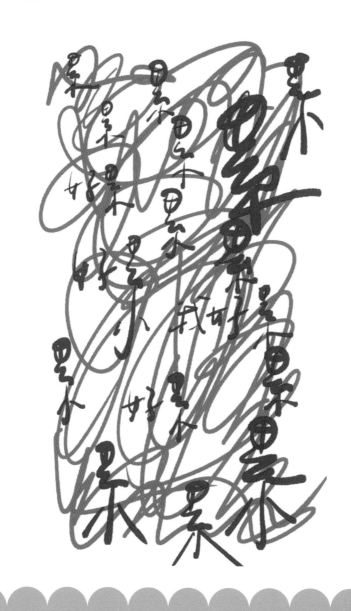

憂鬱症也常常讓人有否定自己的想法，讓自己覺得自己沒有價值。或許聽一聽否定自己的想法會覺得這麼做是應該的，才是「嚴以待己」，但其實有更有效率的方法是不用語言傷害自己、讓自己更能處理自己的經驗的！對自己有標準跟接受自己的經驗感受並不衝突。尤其是當憂鬱症消磨自我價值感，患者因此更需要花費力氣去對抗這些想法。

無論是以前常常聽到這些話，將它們內化，或是很自然地浮現這些自我批評的想法，我們可能都不知不覺中在否定自己的經驗，讓自己擁有不必要的難過感受。

擁有這些否定自己的聲音也不要責怪自己，大腦可能就是很自然會這樣想，發生的時候溫柔地去反駁，久而久之就能夠形成改變了。

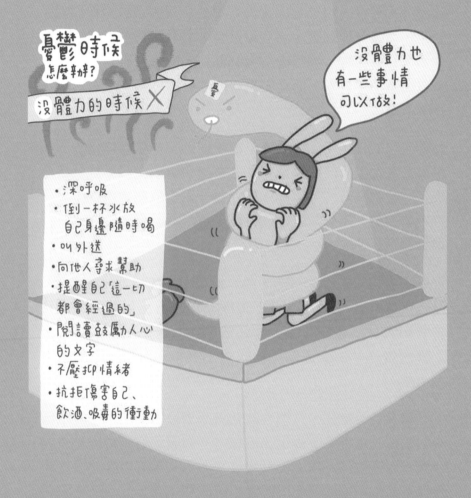

▎憂鬱時候怎麼辦？沒體力的時候

沒體力的時候，很容易因為沒有辦法做事情而感到很自責、沒用，但是需要記得，這些障礙是源自於疾病，並不是自己太懶或是不上進。深呼吸能夠刺激自己的副交感神經系統，讓自己感到更放鬆，試著做自己能力極限的事情同時一邊深呼吸看看。

照顧自己的基本生理需求也是很重要的，但是可能沒有力氣走來走去花很多時間準備需要的東西。可以試試看降低這些事情的難度與時間，像是水就直接一大壺放在旁邊就不用一直走出去拿，還有該吃飯的時候，可以的話就叫外送，不要讓自己餓肚子。

可以試著向他人尋求幫助。或許會很害怕成為他人的負擔，但是康復的過程中，患者需要感受到被自己周圍的人支持才會比較有機會好起來。負面情緒的分享也是有技巧，接下來也會分享怎麼樣做比較能夠一邊尋求幫助，一邊給對方空間。

在這個黑暗的空間，可能會陷入負面思緒的漩渦，感覺這樣的狀態會一直持續不停止，但是這次的發作也是會有結束的時候。提醒自己「這一切都會經過的」，想著這次的發作狀態也是會有結束的時候可能會比較欣慰一些。

或許會想要壓抑情緒，但是其實適量地去讓自己感受最自然的感受可以將這些情緒消化地比較順利。情緒長期壓抑多了

會造成身心傷害，而被壓抑的情緒終於在之後浮現的時候，又很可能「反彈」地更大力，自己變得更難受。

有些人可能會有傷害自己、喝酒、或是吸毒的衝動。這些可能讓自己感受到短暫的解脫，但是長期去做很可能會對這些行為上癮，不只是成為心理上的依賴，也會影響自己的腦部，讓這些行為變得更難戒掉，累積更多負面情緒，且讓自己需要承擔更多負面後果。盡量去抗拒這些行為，但是有時候真的很難很難，因為當下實在是太痛苦了。如果自己有這樣的狀況，也盡量溫柔地對待自己，意識到這個問題，並跟專業人士討論可以怎麼樣去做改變才不會陷地更深。

接下來的方法缺乏研究支持，但是是幫助我個人與不少病友的方法。如果有力氣閱讀，可以試試看找一些鼓勵人心的文字，讓你感覺到被同理。不過，這可能比較難過濾，因為有些文字可能看了更心煩。低落時期給自己看的內容可能要在自己狀態比較好的時候先準備好，像是存一些喜歡的照片、追蹤一些讓你感到被同理的社群專頁等等。

可以考慮看看開一個專門給自己照顧心理健康的社群帳號，只給自己看。可能在那個帳號上發布的東西都是讓自己感到開心的回憶，或是發洩最黑暗的想法，然後追蹤的帳號都是讓你感覺到正面感受，像是被同理、理解、或鼓勵的帳戶。在最低潮的時候，可以登入來溫暖自己與發洩情緒。這個方式有給我的情緒一個安全的出口，但是若是你注意到它反而害自己陷入更黑暗的空間，這個方式可能就不適合你。

狀態差到出不了門

幫助消化情緒的事情

處理負面情緒

- 認識自己當下的感受，形容看看自己的情緒

- 挑戰自己的負面想法（透過寫字或打字）

- 讓自己感受最自然的感受，不壓抑情緒

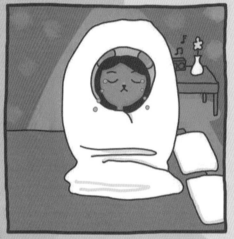

製造安全舒服環境

- 窩在被子裡

- 閉眼睛或是看著讓自己舒服的東西

- 播讓自己舒服的音樂

- 給自己備水與食物

讓自己放鬆

- 深呼吸　·冥想　·想像讓自己感到平靜的地方

否定自己常說的話

不去否定自己，不代表一味地給自己空虛的讚賞，而是不帶偏見地接受自己的經驗，用事實與好奇心去取代批評的聲音。

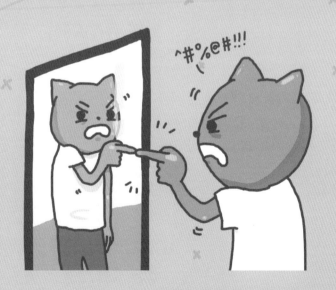

當你發現你對自己說：

別人比你慘都沒事！

不妨說說看：

痛苦不應該比較，
自己的經驗也很重要。

當你發現你對自己說：

別再裝痛苦了！

不妨說說看：

我的感受是真實的
且確切存在的。

當你發現你對自己說：

別小題大作了！

不妨說說看：

這次的情緒反應比較大，
這代表什麼意思呢？

當你發現你對自己說:

你不應該有這些感受!

不妨說說看:

感受是身體發出的訊號,冒出來不是能控制的。我可以控制的是如何回應。

當你發現你對自己說:

你真的很廢!

不妨說說看:

我很努力做事,而且我的價值不應該被我的「產出」定義。

當你發現你對自己說:

你好懶!

不妨說說看:

我感受到的阻力代表什麼意思?

當你發現你對自己說：

還不趕快振作？

不妨說說看：

消化情緒需要時間，
我需要對自己有耐心。

當你發現你對自己說：

你的感受不重要！

不妨說說看：

就像別人的感受很
重要，我的感受也很重要。

當你發現你對自己說：

憂鬱症是裝的吧？

不妨說說看：

為什麼我無法接受
自己生病呢？

當你發現你對自己說：

憂鬱症沒那麼難受。

不妨說說看：

不同時間會有不同的感受，但是整體來說，是讓人很痛苦的病。

當你發現你對自己說：

憂鬱症只是找藉口。

不妨說說看：

什麼時候發作只有自己最清楚。

憂鬱症可能會讓一個人自動浮起很多負面的想法，這些想法中也可能會有不少「認知扭曲」，也就是讓人對於現實的看法不準確的一些想法。一些認知扭曲像是：

認知扭曲

- 非黑即白的思考，沒有考慮到事情可能不適合二分法，是有灰色地帶的。例如：「如果我考試沒有考滿分，我就徹底失敗了。」

- 否定正面事情，總是覺得在自己身上發生的正面事情都不算數，也否定自己的正面特質。例如：「我能夠得到這份工作純粹是因為我幸運而已。」

- 貼標籤而因此得到比現實更極端的結論。例如：「我就是個廢物。」

- 災難化思考，預判未來，覺得一定只有可能有負面的結果。例如：「主管知道我有憂鬱症，我就會被炒掉，再也不會有人雇用我，我的家人都會知道然後對我很失望。」

- 把負面事情或是人物放大，正面事情或是人物縮小。例如：「他不喜歡我就證明了我一點都不值得被愛。」

- 預判他人的想法，即使他們的想法有多種可能性。例如：「他們一定心裡都在嘲笑我。」

- 覺得事情「一定」需要怎麼樣，覺得自己或是他人一定要怎麼做。例如：「我一定不許犯錯。」

認知扭曲還有其他類型與例子可以認識，可以搜尋「認知行為治療之父」精神科醫生貝克（Aaron T. Beck）的研究參考看看。

認識自己思考有認知扭曲的時候可以去思考看看剛剛想的事情是否真的有證據、是事實，如果沒有，試著溫柔地反駁自己。以前面的一些認知扭曲範例為例，一些反駁可能像是：

如果我考試沒有考滿分，我就徹底失敗了。	沒有滿分就代表一個人很失敗嗎？有沒有可能有灰色地帶呢？
我能夠得到這份工作純粹是因為我幸運而已。	光靠運氣真的能夠得到招募的人認可嗎？是不是自己還有什麼其他錄取條件沒有被肯定呢？
我就是個廢物。	為什麼自己會符合「廢物」的定義呢？所有符合這些標準的人都是廢物嗎？有沒有比較客觀的方式去形容這些標準呢？
主管知道我有憂鬱症，我就會被炒掉，再也不會有人雇用我，我的家人都會知道然後對我很失望。	我是不是在預判別人的想法與預判未來？
他不喜歡我就證明了我一點都不值得被愛。	被一個人不喜歡就真的否定一個人的價值嗎？
他們心裡一定都在嘲笑我。	如果別人沒有表示，我怎麼能夠確定別人在想什麼呢？
我一定不許犯錯。	犯錯是人之常情，為什麼今天自己就不包含在內呢？

這些認知扭曲可能只用想的，但是也可以透過寫下來的方式整理，可能更能夠清楚地反駁自己。

▍接觸大自然

大自然可能帶來一些療癒的效果，但是，我們還不太了解其運作的機制。

有一個研究請受試者在實驗之前努力回想痛苦的個人回憶，讓他們沉浸在豐富痛苦的感受中，然後隨機分配到滿是樹木的公園或是交通繁雜的都市馬路散步 50~55 分鐘。在散步之後，公園組的受試者工作記憶與情緒上的進步比都市組來的多。

雖然這些機制還有很多地方需要探討，但是目前可能是個有幫助的方法，不妨也可以試試看安排一些時間在公園散散步吧。

▍練習感恩

「感恩」似乎也是跟快樂感受有關係，而雖然其機制也需要再深入探討，可能是因為感恩提升正面經驗帶來的感受、可能讓人更能在負面經驗中好好調適自己、提升正面經驗記憶相關的記憶系統機制、協助調適憂鬱感受等原因。但是，也可能需要反過來思考：或許是快樂感受提升感恩感受。無論是先有雞還是先有蛋，快樂感受與感恩可能形成一個正面向上的循環。

感恩也是可以培養與練習的。其中一個常見的練習，讓自己進入更加感恩的思維，是持續在一本「感恩日記」天天記錄著 3 件不同的感恩的事情。在過程中也要努力不要讓感恩日記反而否定自己的負面經驗。如果腦海裡出現「你看！這麼多可以感恩的事情，你怎麼那麼不知足？」的聲音的話，可以溫柔地提醒自己，憂鬱症病症本身會讓人陷入負面的情緒與思考的循環，並不是你不知足。你在很努力試著打破這個循環，與自己的腦對抗，是相當不容易的事情！

多與親友交流

多與親友交流，享受彼此的陪伴，也可能讓自己感覺比較不孤獨。人是群體生物，內心是需要感受到自己是與其他人有聯結的。在精神疾病的治療過程，有時候讓自己的支持系統支撐自己也是一件重要的事，而支持系統的組成可能包括家屬、朋友、另一半、支持團體等等，代表著日常生活可以幫助你的身邊的人。

安排期待的行程

給自己規劃一些會期待的行程，幫助自己朝向未來看。讓自己有自己可能原本喜歡的行為可能協助正面影響思緒。但是，可能也要注意不要排太多，讓自己沒有足夠的時間彈性，也免得它反而變成更大的壓力來源。

我可以怎麼溝通我的狀態？

有時候把感受說出來不是一件容易的事情！尤其是當自己感到脆弱時，在那種狀態下，被冷落或是拒絕的痛可能感覺更加強烈。接下來會提及一些溝通負面情緒的技巧，在擁有陪伴的當下減少負能量波及他人。

如果自己是常常把話悶心裡的人，也要記得練習慢慢跟信任的人分享，雖然沒有被接住真的很痛，但是分享後也是有被接住的可能性，而那會幫助自己真正從黑暗的地方走出來。

負面情緒 該怎麼分享?

1. 找合適的時間與地點
2. 確認對方有沒有心力聆聽
3. 適當地分享
4. 感謝對方陪伴聆聽

適當分享才不會讓對方一次負荷太多!
像是丟球給對方,確定對方接得住,一次不會丟太多
拿捏的好,不但可以幫到自己,還可能可以拉近距離

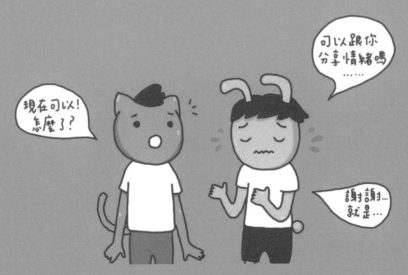

可以跟你
分享情緒嗎
……

現在可以!
怎麼了?

謝謝…
就是…

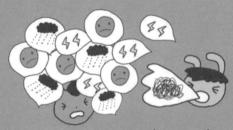

反之，分享太過度可能會讓對方感到壓力！
任何人都不應該理所當然地被當垃圾桶。

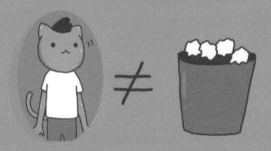

其實需要不斷地跟不同人練習才會進步！
可以把下面的句子放進自己的工具箱：

詢問對方↴   給對方彈性↴   肯定對方的努力↴

最近發生了一些事情，
想找人聊一聊…
不知道你最近方不
方便呢？

最近如果不方便
也沒關係，
不勉強！

謝謝你
聽我說話。

你最近有時間可以
跟我聊一聊嗎？

以你的時間
為主，謝謝你。

你真的幫了我
很大的忙。

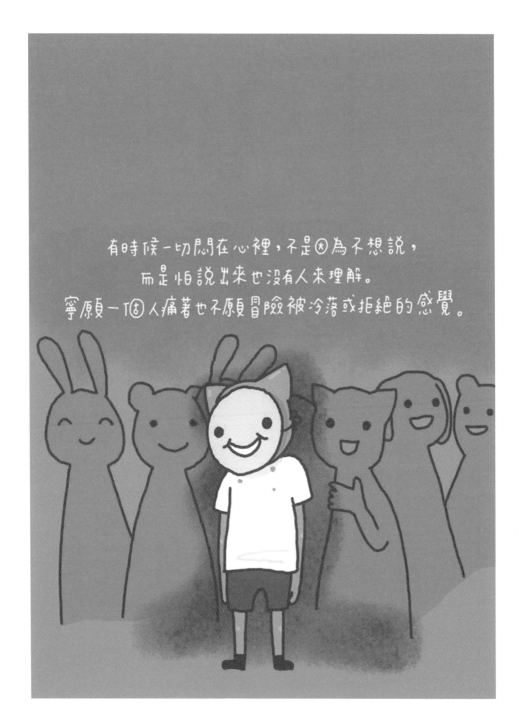

有時候一切悶在心裡，不是因為不想說，
而是怕說出來也沒有人來理解。
寧願一個人痛著也不願冒險被冷落或拒絕的感覺。

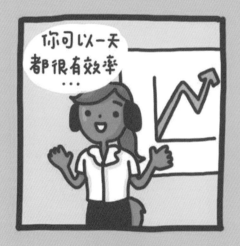

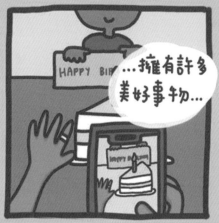

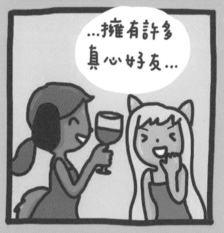

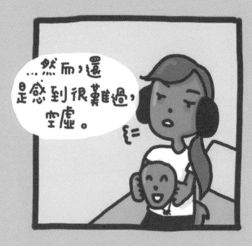

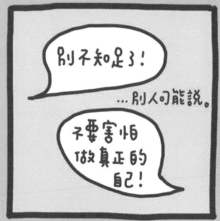

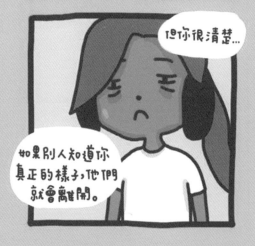

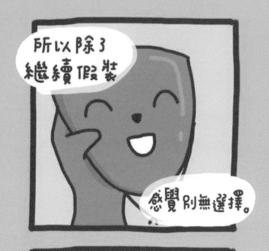

我好想傷害自己，怎麼辦？

想傷害自己的時候經常代表著情緒已經到一個極限，要忍住傷害自己的衝動可能非常困難。如果可以的話，先嘗試看看一些比較健康的抒發情緒的方式，像是前面提及的憂鬱發作的時候，有體力時可以做的事情，去轉移注意力，也可以試著透過平常練習的正念盡可能地讓自己跟情緒之間保持一點距離。

但是情緒特別強烈的時候，可能真的難這麼做，如果覺得除了自傷沒有別的辦法之外，那就需要盡可能地降低對自己的傷害。有一些替代行為可能有幫助，但是對於這些方法究竟長期下來有沒有幫助會因人而異，需要更多研究探討它們是否有效。

雖然有些人有反應替代行為與降低傷害的方式有幫助，但也有一些人嘗試過後反而自傷傾向變得更嚴重。若有自傷傾向，絕對不能只依賴替代行為與降低傷害的方式去調適，一定要尋求專業幫助去協助治療根本的問題，建立協助自己戒斷自傷行為的可行計畫。

有些替代行為也在很多場合不可行，像是用紅筆畫自己可能會引起不想要的注意，大吼大叫可能影響家人、鄰居等。最好跟專業人士討論適合自己的一些協調方式，如果使用替代行為或是降低傷害的行為也應該讓專業人士知道。

替代行為

- 運動或是將注意力轉移到其他需要動起來的事情，像是做家事。
- 揍枕頭。
- 大吼大叫。
- 大聲地唱歌。
- 捏自己。
- 短暫地握住冰塊（不要握太久！）。
- 用橡皮筋彈自己。
- 用紅筆去畫自己。

降低傷害行為

- 不要用藥，不要喝酒，不然可能讓情況變得更嚴重。如果自傷方式是濫用藥物酒精，必須更急迫地尋求專業幫助介入，因為可能非常危險。
- 如果覺得一定要用刀割自己，用乾淨且尖銳的工具去降低感染的風險，也避開接近表面的血管。
- 不要分享自傷的工具，會提升肝炎跟 HIV 的風險。
- 身邊準備好處理傷口的醫療配備以及尋求醫療協助的管道。
- 漸漸降低傷害自己的程度。

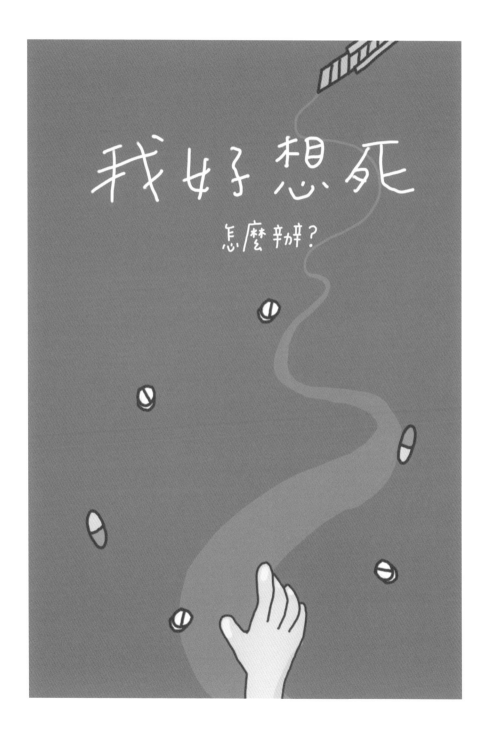

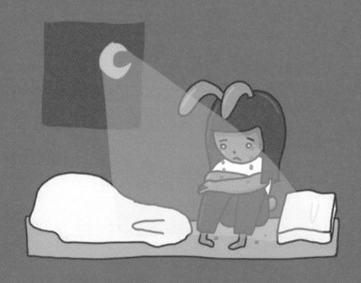

謝謝你選擇再存活一天
有時候光是存在就已經很不容易了
謝謝你努力打著別人看不到的仗
不放棄尋找繼續活著的理由

走到這一步，看著這一篇的你
首先，辛苦了。你可能感覺徹底絕
望，痛到無法忍受，覺得除了死，
沒有任何的舒緩法。這裡有一些資訊，
可能沒有舒緩法緩和任何疼痛，但
是可能可以進一步了解接下來的路
可以怎麼走，給你那麼一絲力量，
再度撐過黑暗的一天。

一個人從平常的樣子走到
自殺這一步，通常是階段性的。

很少這樣：

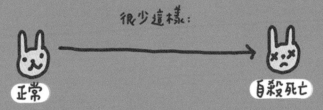

正常 ⟶ 自殺死亡

階段可能比較像：

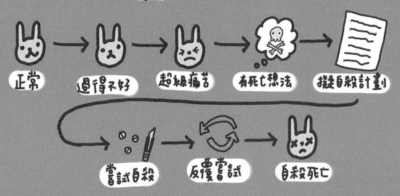

正常 → 過得不好 → 超級痛苦 → 有死亡想法 → 擬定自殺計劃

→ 嘗試自殺 → 反覆嘗試 → 自殺死亡

了解能夠
幫助你的系統

支持系統 ——— 扶持你，最在乎你的人
陪伴你，給你力量的人

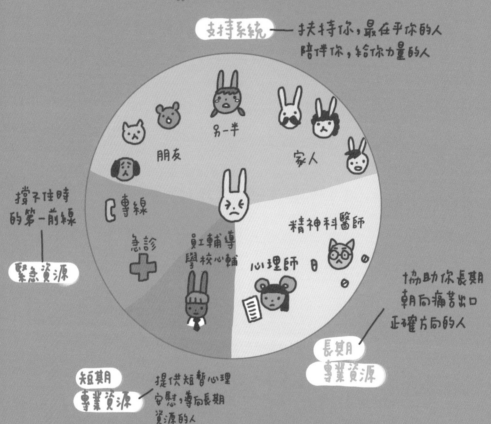

朋友

另一半

家人

撐不住時
的第一前線

專線

急診

員工輔導
學校心輔

精神科醫師

心理師

協助你長期
朝向痛苦出口
正確方向的人

緊急資源

短期
專業資源

提供短暫心理
安慰，導向長期
資源的人

長期
專業資源

想死的原因很多種，但常常可能是因為人生中發生什麼打擊很大的事情、罹患精神疾病、負面情緒非常強烈，或是以上皆是。「想死」的程度也有所差異。有些人可能有偶爾浮現想死的想法，有些人可能情緒累積到一定的程度，覺得需要馬上得到解脫。

如果覺得很急迫，可以聯絡相關安心專線，以及聯絡親友協助，不要自己一個人，直到情緒緩和下來。

不要喝酒或是使用毒品，不然狀況可能會更難管理，然後趕快讓自己處在一個安全的空間。專注在把今天過完，不要在危機的時候想著未來還有好多天要過。危機過了之後，盡快安排與專業人士面談，進一步了解為什麼自己會有這樣的現象，一起去從根本解決問題。

治療可能是個漫長又痛苦的過程，可是是長期遠離黑暗空間的必經流程。親友支持與陪伴也是無可取代的。我們都害怕成為別人的負擔，但是適當尋求幫助是可以幫助到自己很多的，親友也會寧願幫你撐過一個難關也不想失去你。

但是，如果過度依賴少數人、甚至一個人，可能會給對方的心理壓力非常大。適當地去分散這個重量也是幫助親友不要一個人承擔太多，幫助他們更能夠好好的來幫助自己。

眼前可能是無盡的黑暗，而雖然難以相信，你值得好好地活著。每一天都或許很難過完、辛苦得精疲力盡。再痛苦也相信自己可能有更好的未來的你，非常努力、勇敢與偉大。

離開這個黑暗的空間需要別人的幫忙，但不能完全依賴一個人，自己必須要想改變且自己也要出力！

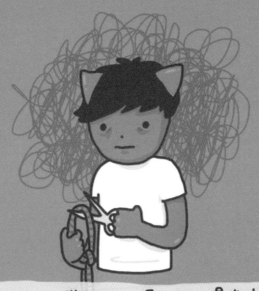

有時候，撐下去的動力只是告訴自己：
「再撐一天就好」
「反正就只是再一天而已」
「再一天，一切都可以結束了」
然後隔天，再重複告訴自己一次

有時候，那深深的海洋會拉你沉下去。
當那些日子到來的時候，別忘了，你也曾經擁有那份
把自己撐起來過的力氣。那些好不容易才吸到空氣的日子，
會再來的。你曾做到過，現在依然可以。

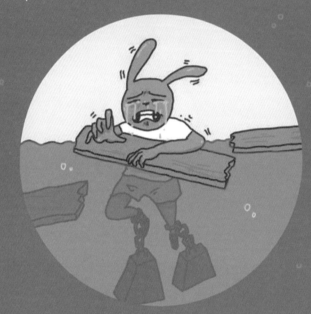

你比自己想像更堅強。

與陪伴者的溝通

在狀態很差的時候會擁有很多黑暗的想法與情緒，很難維持平時的理智與冷靜去好好跟陪伴者溝通，所以在狀態比較好的時候事先跟他們說有什麼方式可以協助你是非常重要的事情。像是失火之前先學會怎麼使用滅火器一樣，要讓陪伴者有機會事先學習如何幫助你。作為對話的開端的例子可能像是：

「嘿，我最近有預感狀態可能會變得不好，到時候很難維持冷靜溝通我的需求，我可以先跟你說一下一些幫助我的方式嗎？」

平常也要去思考自己可以怎麼樣被幫助。自己在低落的時候，希望身邊的人怎麼做呢？如果自己都不知道，沒有辦法讓別人幫助你。一些可能希望對方做（或是不做）的事情是：

希望別人可以

- 同理你，聆聽你
- 牽住你的手，抱住你
- 完全不要觸碰你
- 給你意見，一起想解決方式
- 不要給你意見，靜靜聽就好
- 給你一個人的時間、空間
- 不要讓你一個人，要在身旁或是在電話上陪你
- 坐在你旁邊不動
- 陪你一起去哪裡散散心

每次發作的時候可能想要的也不一樣，所以可能要持續自我評估。一開始可能很難在情緒黑暗沉重的時候去靜下來聆聽自己的內心需求，但是持續練習會變得越來越擅長了解自己與向他人溝通的。

陪伴者與你度過黑暗的時刻之後，感謝他們也是很重要的事情，平常也應該聊天，狀態好的時候可能聊比較輕鬆的話題或是你知道他們感興趣的話題。沒有人喜歡只有被需要的時候才被聯絡。

感激陪伴者可以說什麼？

感激時可以說

- 謝謝你陪著我，聆聽我，對我的幫助很大。
- 謝謝你願意花時間與心力陪伴我。
- 你真的幫了我很大的忙。
- 我很感謝生命中有你。

除此之外，也可以為他們做一些事，像是幫他們做個菜，或是請吃飯、送個小禮物，看你們之間最自在的互動是什麼樣子。重要的是讓對方感受到你感謝他們的心意。

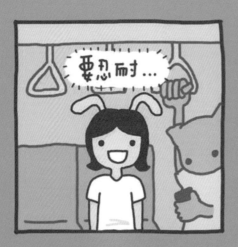
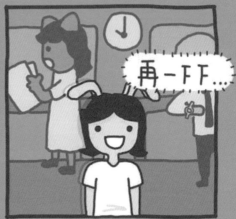
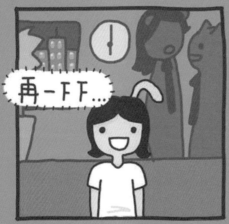
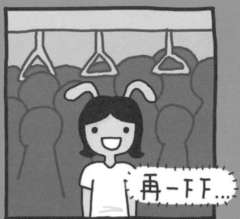

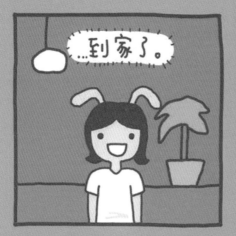

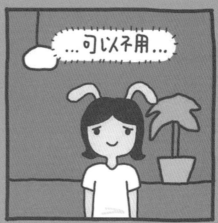

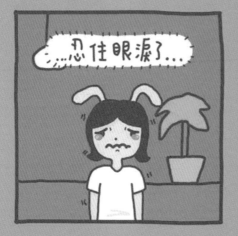

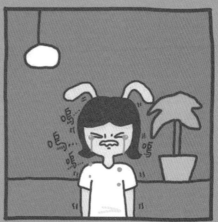

我要怎麼找自費心理諮商？（台灣）

看醫生可能大家都有經驗，而我常常收到的一個疑問，是問哪裡可以找自費心理諮商。

可以在網路上面搜尋「心理諮商」，旁邊打自己的所在城市（例如：「心理諮商　台北」）然後看看不同諮商所的心理師簡介、專長與經驗，看看誰的資訊比較適合自己的情況。除此之外，也可以聯繫櫃台簡單詢問配對需求，尤其是有特殊需求可以先說明。（例如：有 LGBTQ 相關經驗）

很多人的困擾是不知道心理師是否適合，可能沒有絕對的好壞，而一位心理師的諮商方式可能又不適合另外一個人。這可能真的需要實際諮商過幾次才知道，但是這樣去嘗試可能很貴，心也會很累。事先查詢資料以及跟櫃台聯繫可能是最能夠提升效率的方式。

諮商過程常常遇到另外一個問題就是可能跟心理師直接產生摩擦、喜歡上心理師等，發生各式各樣不同可能會影響信任關係的感受。如果遇到這樣的情況也建議不要馬上放棄，可以試著與心理師溝通這些思緒，然後與他多多探討這些感受，或許會得到意想不到的突破。

如果自費心理諮商可能造成經濟上的負擔，也可以詢問各地區心理衛生中心的心理諮商資源，或詢問醫師是否有其他的推薦管道。

我未成年，怎麼跟家長溝通才好？

跟家人分享總是一件困難的事情，尤其是當自己害怕不被理解，甚至被批評，可能因為正是如此親近感到加倍痛苦。

後面有「自憂鬱症患者給爸爸媽媽的一封信」可以用來協助你與父母溝通。除此之外，可以試著尋求學校輔導老師的幫助，由輔導老師一起跟家長溝通看看，或許會有幫助。有一個第三方專業人士協助溝通，也可能可以破解一些對於憂鬱症的迷思，讓家長變得比較能夠接受這樣的事實。

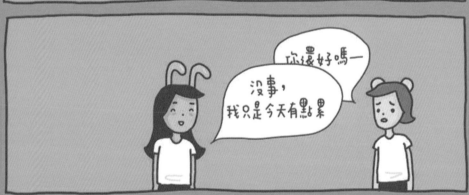

與你相鬱的日子

治療之路會是什麼樣子？

每個人治療的路都會長得不一樣，但是可以確定的一件事情是，治療的路是很辛苦的。無論是去看精神科，承擔藥物種種難受的副作用，或是去心理諮商，一次又一次地挖開自己的傷口，心理治療是一個必須要主動努力的過程，而且漫長又辛苦，傷痕累累也把自己撐起來，不是躺著等待就會好。

需要多久才會好？會不會復發？這些都很難說得準。有些人可能康復之後就再也不受憂鬱症所苦，有些人可能好一陣子、壞一陣子，隨著生活的各種壓力與變化，病情反反覆覆地出現。治療的其中一部分也是學習如何跟疾病共處，當情緒上來的時候有自己的一套方法不讓自己被淹沒，透過健康的方式駕馭一波一波的情緒浪花。

謝謝你繼續嘗試
謝謝你沒有中途放棄
謝謝你忍耐
謝謝你承受治療的痛苦

謝謝你選擇努力活著

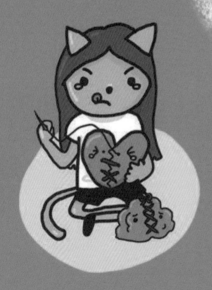

每個人的過程都長得不一樣，但是人與人之間相似的經驗可能比想像中還來得多。

治療的某一天可能是偶然談起過去發生的事情，原本細節想不太起來了，回憶卻突然像海嘯一般襲擊，每個傷人的片段突然歷歷在目，讓你喘不過氣，眼前一片空白，暈眩地快要倒地。身邊的人問你怎麼了，你想回答但是講不出話來。

治療的某一天可能是跪在馬桶前不斷乾嘔，回到醫院、診所，知道自己不得已要重新洗牌、換第三次的藥，而這次副作用可能手會抖、暈眩、肚子痛。你閉上眼，由衷祈禱拜託、拜託這次的藥一定要適合自己，忍住淚水打開藥包，看著裡面包好好的繽紛藥丸。它們可能讓你更舒服，可能讓你更痛苦，而你苦笑，知道一段時間後才能夠真正揭曉。

治療的某一天可能是在諮商室崩潰，因為還是好痛苦，明明過了好久卻看不到結果。你開始對諮商感到不耐煩，為什麼明明這麼努力，日子卻還是這麼難受？你開始懷疑起心理諮商的意義，但是身邊的人都鼓勵你要相信漫長過程，所以你忍住，即使希望不知道往哪裡寄託，但每一次都準時報到。

治療的某一天可能是遭受了跟過去某個傷口一樣大的打擊，卻發現比較不痛了，也更快回復正常了，驚覺自己雖然看不到出口，原來已經走了好長的一段路。以為自己沒有進步，但是仔細看過去一個月的自己，比起一年前的自己，明顯多了更多笑容。

我也想分享給你一些開始治療之前希望我知道的事：

1. **尋求幫助不代表自己很廢**：反之，是一件非常勇敢而堅強的事情！心理疾病被深深污名化，我們的社會文化也普遍認為自己的問題需要自己解決，但是其實最有效率解決事情的方式，有時候就是跟專家合作。不斷地排斥尋求專業幫助就是阻斷了自己解決問題的一條路。

   我自己是心理學背景也深深被影響，遲遲不敢去看醫生、心理師，覺得自己唸這麼久，怎麼沒有辦法自己解決問題？但即使今天是專業人士，也是會生病、遇到困難，尋求其他專業人士幫忙的！

2. **過程可能又漫長又難熬，無論是服藥、儀器治療、心理諮商等，都需要時間**：心理治療是要時間才看得到結果的。如果是服用藥物，很多是需要幾天才有效果，而且可能有難受的副作用。試了一陣子結果沒有太大幫助，需要換藥，也是常見的情況，也有可能吃一陣子有幫助、後來變得幫助不大所以需要換藥的情況。這些都應該跟醫生分享，醫生才能夠幫你做最好的調整。心理諮商也需要時間，自己也需要主動努力改變，而不是被動地等待「自己改變」這件事發生。心理師面談與面談之間都有必需付出的努力。

過程中感覺好累、好孤單、好想放棄、看不到盡頭，是正常的。困在痛苦中，很難想像情況變好的自己。但是相信過程與自己持之以恆地努力，跟親友分享自己的歷程得到精神加持與陪伴，同時適時提醒自己已經在盡力了，終究會看得到成果的。這不是盲目地相信喔！心理治療是建立在無數的研究基礎上發展出來的，而且不斷地進步當中。

3. **知識就是力量，了解病情很重要，正念冥想可能有幫助**：攝取知識更了解自己的症狀、透過正念更客觀地觀察自己，就會比較能夠了解情況、更能夠退一步思考、看清楚大局、分析自己，而不是一直困在自己的思緒中。練習正念是一個必須培養才會進步的技能，而不是天生有或是沒有的固定能力。

4. **心理或是腦部出問題，放著不管可能惡化、變得更難解決、出更多問題**：就像沒有處理的傷口很可能會潰爛、影響身體其他機能一樣，心與腦方面的問題也是會惡化的，畢竟我們的情緒、思想與行為都牽動著彼此，這些系統當中哪裡出了問題就會互相影響。

5. **常常需要教育身邊的人怎麼樣才能夠幫助自己**：很多人對於心理健康不太了解，可能因為這樣而無意說出傷人的話、覺得自己在幫忙卻造成更大的壓力等。可能因為明明就已經很痛苦還要教別人而感到很委屈，但是無奈這就是目前遇到的現實，心理健康教育不像是生理健康一樣從小就教，或很有系統教給大眾的。建議可以在自己狀況好的時候跟身邊的人分享知識，不然在低潮或是疾病發作的時候才溝通，會變得困難許多。

6. **專業人士也是人，可能遇到不對 tone 的人或是過程中有摩擦，但是不要因此放棄**：很多人會因為覺得某次經驗很差所以不想再給專業幫助一個機會，但是其實可能是遇到不適合自己的對象，或是過程中經歷一些摩擦。多認識自己的需求，多與專業人士溝通，而不是悶在心裡。舉例來說，若專業人士說了什麼讓你感到不舒服的話，可以試著溝通你的想法與情緒看看。覺得真的不適合，記得你是有權利可以去找更適合自己的專業人士的。

7. **心理治療更像馬拉松，不是百米衝刺**：回到剛剛提到心理治療可能是漫長又痛苦的過程，不但不能心急，還需要有一套照顧自己的系統，過程中也要適度休息。有決心很好，但是想要從頭到尾火力全開，給自己設下不實際的目標（例如「我一定要一個月內痊癒，再也不焦慮！」），可能會撐不住或感到十分挫折。

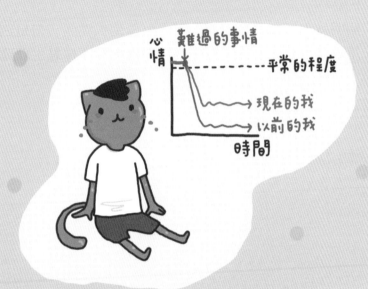

以前會讓你一蹶不振的傷心事
即使再次因此受傷了，
發現自己沒有跌得以前深的時候
要記得肯定自己的進步！
進步是那些細微的事情累積成的啊。

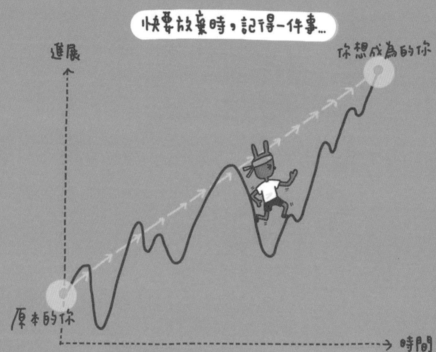

快要放棄時，記得一件事...

進展

你想成為的你

原本的你

時間

進步不是直線前進的！過程中倒退幾步也要對
自己溫柔，給自己機會振作起來，繼續加油！

給爸爸媽媽的一封信

這一篇是寫給那些父母沒有辦法理解或是接受憂鬱症的患者們，希望裡面的內容能夠對於跟父母的溝通帶來一些幫助。當然，這沒有涵蓋所有情況，但或許一些片段的話就能夠在他們心中種下種子，當作以後能夠去慢慢多接觸了解憂鬱症的一個開端。

改變是需要時間的。當一個人長期相信著憂鬱症不存在或是不可能發生在身邊的人身上，這個信念就會非常固執，很難去被挑戰。雖然已經因為憂鬱症很痛苦很委屈，一定要不斷提醒自己改變是需要時間的，如果父母沒有辦法馬上接受也不要氣餒，或許慢慢跟他們說，幾個月後或是幾年後，他們的想法也會慢慢地轉變。

有些父母可能會反應不理想，在溝通之前可能要做一些心理準備。天底下的父母都不一樣，但是大部分都希望自己孩子好好的。而對於那些因為父母會有激烈負面反應所以完全無法跟他們溝通的讀者……或許這篇就沒那麼實用了。這樣的情況可能溝通會給自己帶來更大的傷害。

各位患者辛苦了！無論你是學生或是已經開始工作了，希望這封信能夠放進你溝通的工具箱裡，促進你和父母的關係與互動。記得，你累積的知識或許已經比剛接觸憂鬱症議題的父母多很多，要從他們的入門立場出發才比較能夠順利溝通。

自憂鬱症患者給爸爸媽媽的一封信

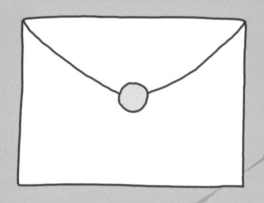

親愛的爸爸媽媽，

　　或許接下來要說的事情會讓你們驚訝與錯愕，但是作為你們的孩子，我希望能夠向你們誠實表達自己的內心。今天我終於鼓起勇氣，想要跟你們說，我有憂鬱症，然後我很努力很努力在變得更好，希望這個過程能夠得到你們的愛與支持，也希望你們能夠把這封信讀完。

　　一開始知道消息時，我多麼希望我只是想太多而已，十分抗拒「憂鬱症」這個可能性。我一直告訴著自己不可能發生在我身上，別人過得更慘都沒有事，我憑什麼難受等等，一直想要自己堅強起來，想開一點就好。我不斷地告訴自己，沒有好轉就是我不夠努力。

　　我做那些應該可以讓自己振作的事情，像是運動、早睡早起、多跟朋友聊天，但是我不管做什麼都開心不起來。原本讓我感到開心的事情現在一點感覺都沒有了。我在想，或許我只是長大了、有些事情膩了吧，所以我努力嘗試新的興趣。但是，結果還是一樣。做什麼都無感，感覺世界離我越來越遙遠。

　　是我不知足嗎？你們讓我不愁衣食，別人更有理由不快樂還是可以正面思考，為什麼我會這樣？我一開始也不知道，感覺自己壞掉了，很討厭感覺無病呻吟的自己，覺得很羞愧，好想把自己痛打一頓，叫自己振作起來。

但是，後來才慢慢發現，我好像真的生病了。原來有一種病會讓人情緒久久低落不好轉，讓一個人沒有體力，原本感興趣的事情也會失去興趣，而這個病，就叫作「憂鬱症」。我去看精神科醫師，他是這麼跟我說。我實在難以接受。

　　難過一下又不會死！我知道，但是已經不是「一下」，而是已經好久好久了。拖了這麼久，我才發現哪裡不對勁。我都不敢跟人說，但是醫生說需要身邊的人的支持才比較能夠好好恢復，所以我才覺得我需要跟爸爸媽媽分享。

　　但是，我好害怕你們說我不夠努力、想太多、不知足、草莓族。我好害怕你們說都是我的錯，或是憂鬱症都是假裝的。在這樣告訴我之前，希望我可以讓你們知道我真的不是故意要生病的。身體很不舒服然後不知道要怎麼辦的時候要去看醫生，是你們從小到大教我的啊。

　　如果不知道要對我說什麼才能夠幫助我，先什麼都不說也沒有關係，讓這個消息慢慢沉澱。我現在很積極地去改善這個問題，有乖乖聽醫生的話，相信積極治療一切都會好起來的。

　　做陪伴者其實相當不容易，很多話，像是「不要想太多」、「想開一點就好」，其實都幫助不大。我會尋找更多資源跟你們分享怎麼樣做才可以最幫助我，而如果可以的話，希望我能夠聽到你們對我說一聲「我接受你」就好了。來自你們這樣一句話，對我而言，是全世界最有力量與溫暖的一句話了。

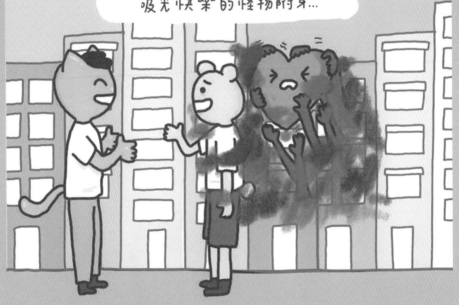

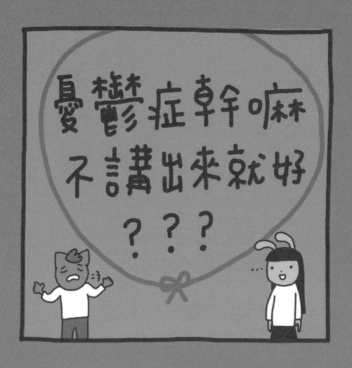

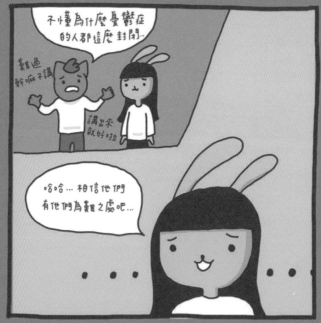

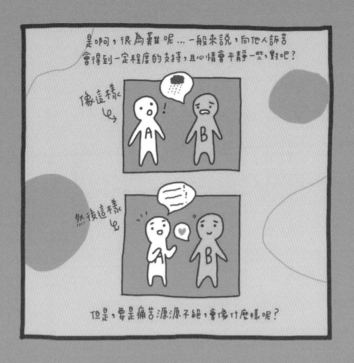

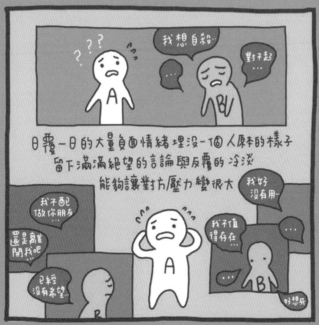

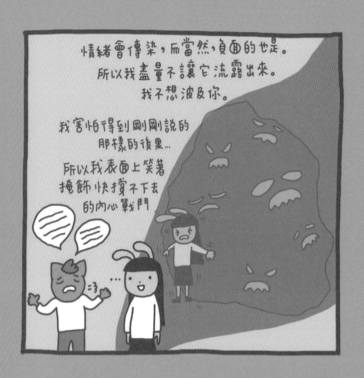

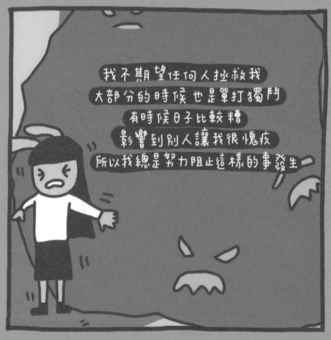

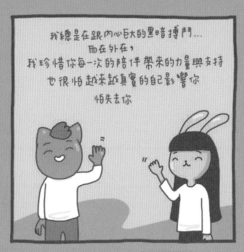

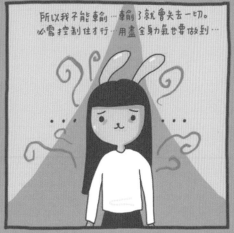

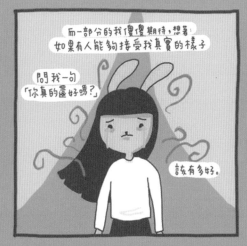

致憂鬱症
陪伴者

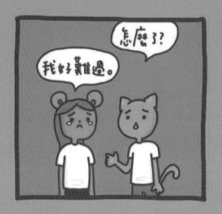

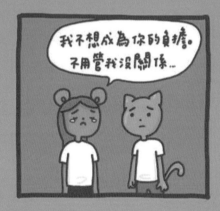

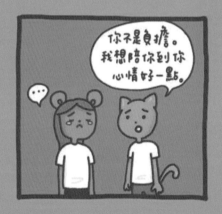

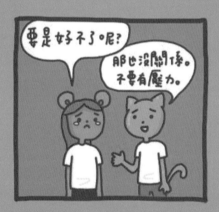

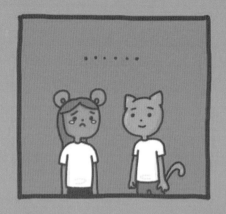

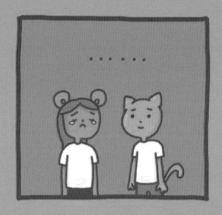

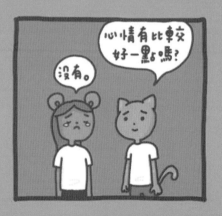

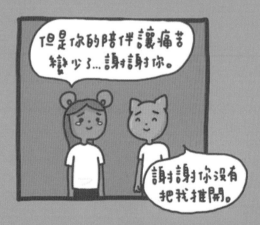

首先應該注意什麼？

過程中無論是患者或是陪伴者都會很辛苦。如果想不起來自己的助人工具箱裡面有什麼工具可以使用，可以努力記得：

陪伴的過程中照顧自己應該為優先，自己狀態很差的話也沒有辦法有效地助人，還可能反過來需要被幫助。

保持耐心。患者與憂鬱症對抗是一個持久戰，像是被巨石壓著一般，做很多事情都加倍吃力。

聆聽與發揮同理心。畢竟，憂鬱症不是普通的不開心而已，是造成很多症狀的疾病，沒有憂鬱症的人難以體會患者的感受。聆聽患者，努力去試著理解、換位思考，感受對方的情緒，也記得能夠同理的部分可能只是患者真正感受的一小部分而已，然後給予帶同理心的回應。光是這麼做就可以帶來很大的力量。

記得憂鬱症是你們的共同敵人，你講出來的話、做的事情，不要針對患者本身。想像憂鬱症是附著在患者身上看不見的怪物。

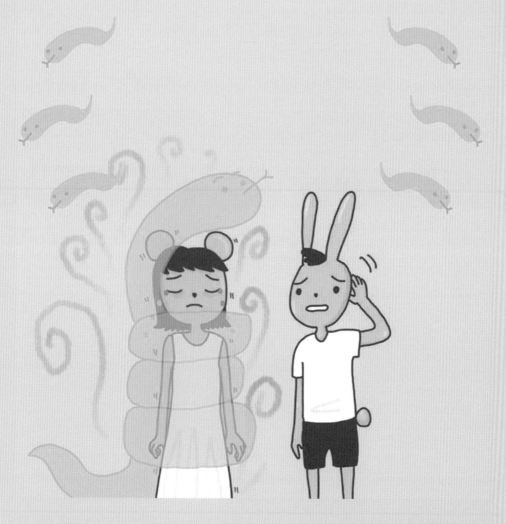

認識憂鬱症，症狀不代表一個人，
不要批評或貼標籤。

憂鬱症可能會讓人退縮，
讓人難以開口。

理解症狀　主動關心

詢問
如何幫忙

每個人在不同
時刻需要的
幫忙也不一樣。

保持耐心，
盡自己所能
發揮同理心。

耐心同理

不給壓力
的陪伴可能
可以帶來很大的幫助。

溫柔陪伴

鼓勵
尋求幫助

排斥尋求專業
協助原因很多，
也需要進一步了解。

注意
惡化徵兆

例如：總是想著離開這個
世界、寫遺書、向親友道別等徵兆。

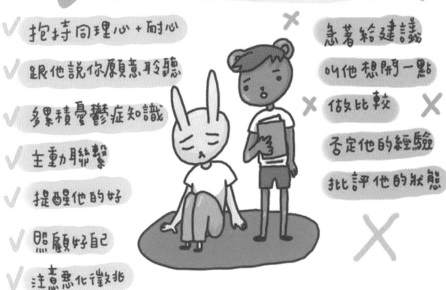

如何幫忙憂鬱症患者?

✓ 抱持同理心 + 耐心
✓ 跟他說你願意聆聽
✓ 多累積憂鬱症知識
✓ 主動聯繫
✓ 提醒他的好
✓ 照顧好自己
✓ 注意惡化徵兆

✗ 急著給建議
✗ 叫他想開一點
✗ 做比較
✗ 否定他的經驗
✗ 批評他的狀態

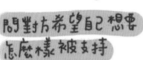

問對方希望自己想要
怎麼樣被支持

如果對方想要,
陪在他身邊

提醒對方:
他不是負擔

提醒對方:
他不需要強迫自己
一定要開心起來

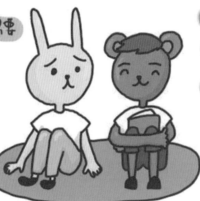

不懂對方的感受
但是裝懂

強迫對方做事

對對方感到
煩躁、生氣

強迫對方分享
自己的感受

個人邊界與自我照顧

作為憂鬱症的陪伴者，並不代表無時無刻應該無上限地照顧對方。陪伴者在過程中要不斷觀察自己的情緒起伏與評估自己剩下的能量，在需要恢復的時候退一步照顧自己，是長期下來最能夠持久支持對方的關鍵。

在人際關係裡建立個人邊界可以比較幫助自己了解自己覺得什麼要求是可以答應的，什麼要求是想要拒絕的。個人邊界可能涉及很多不同領域，主要像是給自己的關係中訂的一些原則。舉例來說，個人邊界可能得像是：

設立個人邊界

- 我可以天天陪你講電話，但是我 11 點就需要去睡覺。
- 我會盡快回覆你的簡訊，但是我在上班的時候沒有辦法看手機。
- 在你發作的時候我可以坐在你旁邊陪你，但是我沒有辦法牽你的手或是抱住你，因為我不想讓你的另一半誤會。
- 你可以看我每天的行程，但是我不能夠接受你看我的簡訊。

建立好邊界並向對方清楚溝通可以讓你在陪伴的過程保有自己比較舒適的空間，可以不被過度耗能。無論你的個人邊界是什麼，對方都應該給予尊重。

如果你的個人邊界合理，卻因為你在互動中堅持你的個人邊界而遭到情緒勒索或是辱罵，那是對方的不應該。

每個人能夠接受什麼樣的程度的互動與對待都不一樣，而對方若是不能夠接受你的個人邊界，應該要好好溝通看看是否有辦法達到共識，但是如果沒有辦法的話，彼此也應該接受這樣的結論。如果因為你設立不可妥協的個人邊界而對方的需求沒有完全被滿足，對方應該要尋找其他的管道。

患者完完全全只依賴一個陪伴者的話可能造成那位陪伴者很大的壓力。最理想的狀況是一位患者有多位陪伴者可以成為一個支持網絡，提供給患者足夠的陪伴然後同時沒有一個陪伴者會心力耗竭。然而，還是有很多人不知道怎麼樣做一個有效的陪伴者，現實情況中患者常常過度依賴一兩位人，甚至不依靠任何人，少了充足的陪伴與支持對於病情治療過程可能有負面影響。即使這樣，陪伴者也不應該過度犧牲奉獻，還是要以照顧好自己為優先。

我該做什麼？不該做什麼？

擁有更多關於如何陪伴患者的知識放進自己的工具箱，或許可以減少誤解與衝突，當一位更有效的陪伴者，比較不會在關鍵時刻覺得不知所措。身邊的人有憂鬱症的話，最重要是去試著理解與體諒他們，並且不要將他們的病症跟一般人的低潮去比較，因為病情發作跟一般的心情低落很不一樣。患者需要的是被同理，而不是被同情。這個關鍵差別就是同理、換位思考，不過不只是「思考」，也有包含試著「感受」對方的情緒。

如果自己沒有得過憂鬱症，同理對方其實特別難，但是盡力去試著理解，患者就會相當感恩了。如果真的同理到一個程度但沒有辦法繼續感同身受，不需要不懂裝懂，跟對方說一聲「我盡量去同理但是可能真的不能完全理解你的感覺，不過一定很痛苦、難受，你真的辛苦了。」

這樣的回應可能比不懂還說「我懂你的感覺！」更來得欣慰。

聆聽、同理、與陪伴這三件事情就已經可以帶給一個人很大的力量了。然而，這些都不容易，尤其是在對方因為憂鬱症而負能量超載的時候，如果陪伴者平時沒有練這三個技能就更難在對方發作的時候好好進行。

憂鬱症患者
希望你知道的事

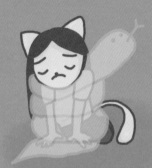

「憂鬱症發作」跟一般的
「低落情緒」不一樣...有時根本
沒有原㊀，而有時一切的意義、
希望、期待、自我價值
等都會被吸走。

我不是故意不回覆
你...憂鬱症發作起來
讓我連做最基本的事情
的力氣都沒有，真的讓
我覺得自己很沒用...

跟我說「想開一點」
沒有幫助，我也想要讓
自己快樂起來，但是應該
讓我感到開心的事，
現在都沒有感覺。

長時間一直反覆發作，
我真的好累。光是存在
就覺得好累。

憂鬱症真的不是我
裝出來的…我比較可能
在假裝我「沒事」，因為我根本
不想要別人看到憂鬱
的一面。

比起被可憐或同情，
我更希望被理解。

我知道是出自好意，
但是急著給我建議
可能幫助不大。希望你
可以先多多聆聽。

不同時候我可能
需要的支持不一樣，
請對我多一點耐心，
我已經在盡力振作了。

我不是故意這麼
負面或是掃興的，有時
情緒沉重到快窒息，
勉強笑也笑不出來。

對方狀態不好可能會是什麼樣子？

一個人憂鬱發作很難光從外表看出來，尤其是憂鬱症的表現往往是會被他人否定的，也感覺不被社會允許的。憂鬱症患者可能因此學會壓抑情緒，戴上乍看歡樂的面具，只為了吃力地維持正常生活，與人正常互動。所以當一位患者跟你說他正在憂鬱發作，即使他外在表現不像憂鬱症刻板印象的表現，也不應該去質疑他。

憂鬱症的關係可能也會造成一些行為模樣，讓人可以去推測可能是憂鬱症發作影響。不過，在做任何推測之前，記得不是單一事情就代表憂鬱發作，只是有這個可能性而已，不能夠因為一兩個行為表現就隨便判定一個人有憂鬱症。記得這一點之後，可以注意到下列的一些徵兆：

可能是憂鬱症

- 憂鬱症會讓人無力，感覺很基本的事情可能都沒有完成，所以像是幾天沒有刷牙洗澡、髒掉的碗盤與衣服堆積沒有洗，可能不是因為一個人懶惰或是骯髒，而可能是憂鬱症的一種表現。

- 這個無力感也可能反映在患者的精神狀態上。如果一個人感覺雖然有很多自己的休息時間卻依然無精打采、筋疲力盡，可能是因為跟憂鬱症長期搏鬥所以累到一個極限。

- 憂鬱症也會讓人感到情緒低落，讓人感到自己無價值、有罪惡感。如果對方長期表現情緒低落沒有好轉，常常說自己很沒有用，很對不起大家，可能是憂鬱症影響著他。

- 如果對方表現自己不想活了，或是有自傷、自殺的傾向，可能意味著他長期心理狀態很痛苦。雖然這不一定是憂鬱症造成的，很多精神疾病都可能造成極大的痛苦到快撐不下去，但憂鬱症也是其中一個可能性。

接下來會分享憂鬱症患者憂鬱發作時可能會做的事，不過要特別備註，一般人感到憂鬱低落的時候可能也會做這些事。憂鬱症患者可能因為負面感受比較持久與強烈，可能會比較頻繁做這些事，不過還是因人而異。

憂鬱症患者
發作時可能會做的事

1. 說自己太累,無法社交

2. 在別人面前假裝笑得很開心來掩飾 心理的痛苦

3. 躲到別人看不見的地方讓悲傷流露

4. 瘋狂工作來迴避內心真實感受

5. 狂滑手機轉移注意力,但是沒有力氣 與人互動

6. 欲言又止,或是打字打好又刪掉很多,想讓他人 知道自己的狀況但又不想造成麻煩

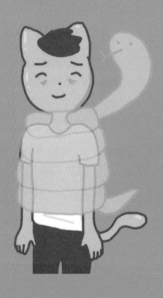

7. 硬拖自己做很多事情 填補心理的空虛,或 累倒在床上動彈不得

8. 透過創作去抒發情緒 與對抗無價值感

9. 無法負荷現實然後 短暫地消失

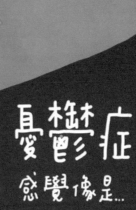

憂鬱症
感覺像是...

...像是一個人沉在深深的大海裡，
又暗又冷又難以呼吸

　　...覺得自己毫無價值，做多少「有用」的事情
　　也一樣，覺得世界沒有自己還會比較好

...覺得無盡地絕望，即使過一陣子稍微
能喘息了，反正還會毫無止盡地反覆發作

　　...知道自己該做點什麼讓自己好過一點才好，
　　但還沒開始就已精疲力盡，累到連微笑也
　　裝不出來

...很對不起身邊的人，約了卻只能散發負能量，
不約或爽約讓對方覺得不被在乎，真的好羞愧，
好內疚

...像是脖子被掐住，掐你的人還一邊嘲笑你說
「別人比你慘多了，別再裝痛苦了，你永遠只會是個
其實大家都討厭的廢物」

...想用盡全身力量嘶吼，但自己嘴巴被縫起來了

...明明知道眼前的人事物曾經帶給你多大的
快樂，現在卻一點感覺都沒有，取而代之的是胸悶
與難以呼吸的麻木

...憎恨自己還活著，更痛恨自己死了又會給身邊的人
帶來巨大的痛苦的事實，過日子像行屍走肉卻
也別無選擇

憂鬱症真的讓人好累。

我該說什麼？不該說什麼？

面對憂鬱症患者，最重要的是保持同理心與耐心。盡可能地用心感受對方的感受，想想看對方在這個當下最需要什麼。有時候，甚至不需要多說什麼話，靜靜地陪伴也能給予很大的力量。如果你身邊有人感覺話常常悶在心裏，不妨跟他們說聲「需要有人聆聽的話，我會在！」提醒他們當他們狀態不好的時候，不用害怕跟你分享。

這裡有一些可能有幫助的話，可以放進自己的工具箱：

有幫助的話

- 如果你需要的話，我會陪在你身旁聆聽你的。
- 你已經夠好了。
- 你真的很堅強，我以你為傲。
- 你的疾病不定義你。你有好多好多優點，即使你看不到，它們是確確實實存在的！
- 我會無條件支持與愛你。
- 每一天與憂鬱症戰鬥的你，真的很辛苦、努力與堅強。
- 你的疾病可能告訴你很多貶低自己的話，但是你是很有價值，很值得被愛的人！
- 你是值得愛與被愛的，很多人都在乎你，包括我。
- 你不需要給自己壓力讓心情趕快好起來。
- 你是我很珍惜的人，你才不是負擔。

同時，一些行為可能也會有幫助，像是：

> ### 有幫助的行為
>
> - 多累積憂鬱症相關知識。
> - 主動聯繫對方，不過也可以提醒對方你不希望給他壓力，準備好再回覆也沒關係。
> - 提醒對方他的優點。
> - 照顧好自己，才有力量照顧別人。
> - 溫柔地詢問對方他希望怎麼樣被支持。
> - 注意病情惡化的徵兆，像是從人群更加退縮，濫用酒精、藥物，自傷，自傷變更嚴重，出現多個自殺前兆等等。

即使抱持好意，一些可能會讓情況更加嚴重的行為是：

✗ **跟對方說他應該擁有什麼情緒**：每個人對於不同事情的情緒反應都不一樣，憂鬱症也會讓人在該感到正面情緒的時候還是可能低落、麻木等。感受什麼情緒不是一個人故意的。

✗ **急著給對方意見**：給對方意見經常是帶著善意的，畢竟出現問題就想要幫忙解決，但是對於情緒的消化來說，需要先讓對方感受到被同理，不然急著給意見就會容易否定對方的情緒。可以先問問看對方，「你希望我給你意見，還是希望我聆聽就好呢？」

✘ **叫對方想開一點**：雖然說某種程度上，思考是可以牽動情緒的，但是憂鬱症並不是換個方向思考就會好。它是造成許多難受的症狀一個複雜的疾病。叫憂鬱症病患想開一點，某種程度上感覺像是叫腿斷掉還沒好的人多運動，而承受憂鬱症的過程，自己的腦與身體也在阻止一個人正面思考，讓很多負面感受與想法不斷襲擊。患者需要不斷與這樣的力量對抗。

✘ **做比較，跟對方說他不知足，別人比他慘**：正常的情況下，培養感恩的心可能幫忙轉換心態，但是需要再次強調：憂鬱症並不是正常的狀態，是一種疾病，不是做一點點不一樣的事情就會好起來的病。叫患者「往下比」，看看誰比他更慘，可能會讓患者因為生病而加倍自責。

✘ **批評對方的狀態**：對方不是故意狀態不好的。去批評一個人的狀態無助於事，也可能讓對方以後不敢誠實地表現感受。

✘ **否定對方的經驗**：一個人的經驗沒有分享過的話那只有自己真正知道，而否定對方的經驗不但讓人難過，也可能會讓對方懷疑自己對於經驗的感受，不敢再向其他人分享。

✘ **強迫對方做事**：回到剛剛提到思想可能可以牽動情緒的概念，行為也可能是牽動情緒的事情，但是對方的狀態不一定允許他有力量做一些事，因為憂鬱症會榨乾患者的能量。狀態比較好的時候或許可以做事，但是狀態差的時候去勉強他們像是在逼他們用電池僅剩的一滴電量

去做你覺得會幫助他們的事，而且還不一定是真正能夠幫上忙的事。

✗ **對對方感到煩躁、生氣**：對方狀態差然後遲遲沒有好轉可能會讓你感到不耐煩，而每個人能夠承受情緒的能量是有限的。感受到煩躁或是生氣是正常的，但是也要記得要對事不對人，自己有這些情緒上來的時候應該退一步好好照顧自己，並不是朝著患者發洩。

✗ **強迫對方分享自己的感受**：有時候自己的感受並不是那麼明顯，需要花時間與力氣才能夠去判斷，然後對於當下的情緒有認識的時候，可能要調適才能做好準備與他人分享。

最後，應該避免向對方說一些帶「毒性正能量」的話。毒性正能量是表面感覺很正面，但是它否定了對方的真實感受，不讓負面情緒被好好消化。不要讓自己的善意造成反效果了。

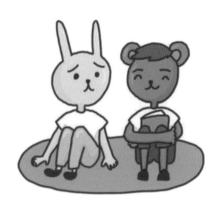

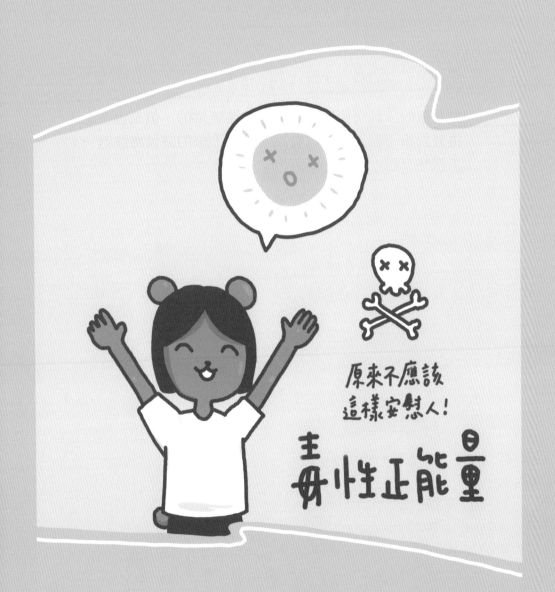

不應該說這些話！

感覺很正面的話，但是否定了
對方內心感受、否定負面情緒。
即使是善意的，經常會讓
對象感覺更加難受。

你已經很幸運了，
比你慘的人可多了！

往正面想就好了！

不要那麼負面，
越想越難過。

笑一個，哭也解決
不了問題！

不應該說這些話！

所有事情發生一定有它的意義的。

至少你活得好好的。有些孩子都沒東西吃或是生活在戰爭環境。

沒那麼糟啦。

保持開心喔！

對方想傷害自己，怎麼辦？

當你知道對方想傷害自己或是已經傷害自己了，可能會感到很難過或是難以理解。首先可能需要了解為什麼一個人會去傷害自己。這個行為不一定代表一個人有自殺傾向。雖然觸發一個人做這行為的理由可能有很多種，其中一個常見的原因就是對方承受著極大的痛苦，覺得那個當下除了自傷，沒有其他辦法去調適情緒。一個人傷害自己之後，常常會感受到羞愧與罪惡感。

了解到重要的人傷害自己的時候可能會感到很多複雜的情緒，像是悲傷、憤怒、困惑，覺得很心痛。或許你會想強迫對方改變自傷的行為、威脅對方「下次你再這樣做，我就……」這雖然可能帶有好意，但是很可能造成反效果，讓對方更加覺得你不能體會他的痛苦，也不是一個可以訴苦的對象。

在這時很重要的是要盡可能地保持冷靜，保持耐心，同理，並聆聽對方。不要批評、責備他們，也不要覺得他們這麼做只是單純為了引起別人的注意。一個人痛苦的時候時常是希望自己被關注的，而這本身不是一件可恥的事情，我們卻常常因此覺得一個人懦弱或是不成熟。

幫助一個傷害自己的人並不是一件容易的事情，過程中也要記得好好照顧自己，並注意自己的個人邊界。

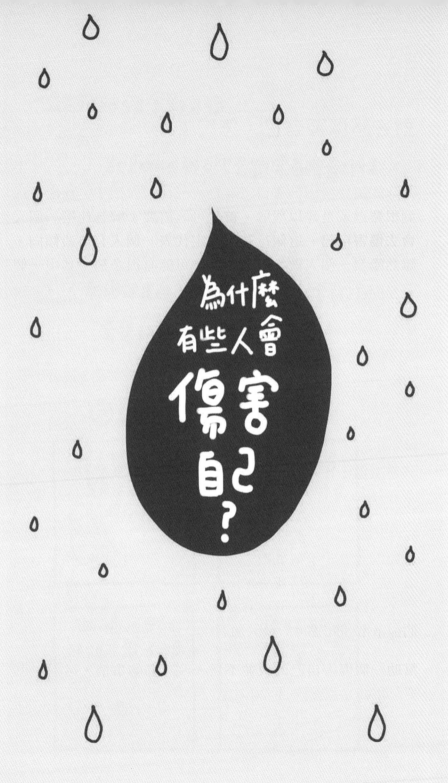

為什麼
有些人會
傷害
自己
？

1-4% 成人 + 13-23% 青少年 ...都有傷害自己的經驗

• 自我傷害通常從青少年時期開始

• 有沒有精神疾患都有可能有傷害自己的行為

• 有自我傷害行為者可能有比較高的自殺風險

這行為沒有因為性別、種族背景、或是社經地位而有顯著差異

一些自我傷害的原因

讓人逃離雖不想要有的想法

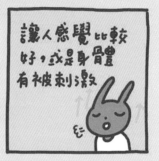

讓人感覺比較好，或是身體有被刺激

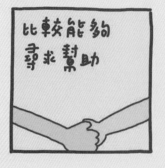

比較能夠尋求幫助

比較能夠逃離不想要的社交場合

對方想自殺，怎麼辦？

身邊有朋友或是家人好像有輕生的念頭，其實作為陪伴者是幫得上忙的，只是可能沒那麼容易。說錯話、做錯事可能會讓對方更想死，讓很多人對於自殺一事避而不談、不知所措。當你懷疑身邊有人可能會自殺的時候，首先評估看看緊急性。如果已經明確表示自己要自殺，有計劃或方法（像是囤積藥物、買好自殺所需道具），情緒很激動、或極度低落、或是因為知道自己即將解脫所以放鬆，好像已經吃了藥或喝酒，都可能是很緊急的情況。如果過去有試圖自殺的經驗，那風險會更高。這時的應對措施應該是「危機處理」，讓對方盡快擺脫緊急危險的情況。

有些情況（像是站在大樓上準備跳樓、拿著刀指向自己等很快就會進入危險的情況），繼續陪伴，還有報警。有些情況（像是好像已經服用大量藥物或是感覺呼吸困難等生理上不對勁），繼續陪伴，還有叫救護車。應急完畢，盡快協助對方安排與專業人士面談的時間，鼓勵他與專業人士建立屬於自己的自殺防治計畫。

但是如果情況沒有那麼緊急，以上的一些方式甚至可能會讓對方更加退縮，所以要做的事情不一樣！給對方充足的釋放情緒與想法的空間，不帶異樣或批評的眼光，可能帶來很大的幫助。對方痛苦到想自殺的時候，心理可能會伴隨著強烈的罪惡感、覺得沒有希望、覺得自己是別人的累

贅、覺得自己毫無價值等。對待對方要溫柔有耐心，用心去聆聽。批評、辱罵、說對方很自私、轉移話題可能都讓對方更難受、想死，即使感覺是為對方好才這麼做，但是很可能造成加倍傷害。

不妥當的句子範例：

不妥當的句子

- ✗ 你好自私。爸爸媽媽這麼辛苦把你養大，不能替他們想一想嗎？
- ✗ 我覺得你是因為想太多了，你想開一點就好。
- ✗ 哎呦，不要說什麼自殺嘛！我們去哪裡玩，心情一定會更好，你就不會想這些了。
- ✗ 這是你自己對自己做的傷害，沒有必要去看醫生。

比較有幫忙的句子範例：

有幫助的句子

- ▪ 你把心裡的話說出來吧，我會在你旁邊聆聽你、支持你的。
- ▪ 什麼時候開始這麼痛苦的？是不是發生什麼事？
- ▪ 你過得好辛苦，一定很累吧。
- ▪ 我很重視你，你有心事我希望你能夠讓我聽你說話。

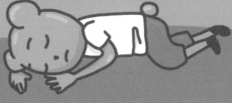

當一個人想自殺的時候，大家都說...

你太自私了!

你有想過別人的感受嗎?

我們來聊點別的吧。

比你慘的人多的是，你應該堅強一點。

想開一點，沒那麼糟!

想引人注目也不是這樣做的。

而當他真的死於自殺的時候，大家都說...

沒想到他竟然會自殺...我以為他在開玩笑

一條生命就這樣走了，好可惜...

「自殺，不能解決難題，求助，才是最好的路」

過得那麼痛苦怎麼都沒講?

如果生前有一些警訊就好了...

不緊急隨時都可能變緊急，緊急變到不緊急也隨時可能回到緊急的狀態，判斷的時候沒有絕對的標準，但是絕對無誤的是每一個案件都值得被認真看待與關心。 走到這一步，對方必定是過得非常的痛苦。

最後，你必須評估自己的能力極限。沒有人是能夠24 小時隨時照顧另外一個人的，協助一個想自殺的人也會非常消耗心力。沒有好好注意自己的極限，可能就會變得很疲憊，最後造成自己心理健康惡化。幫助一個想自殺的人，絕對不完全是單一一個人的責任，幫不了自己的時候也不會有能力幫助別人。每個人能夠做的，就是盡力。

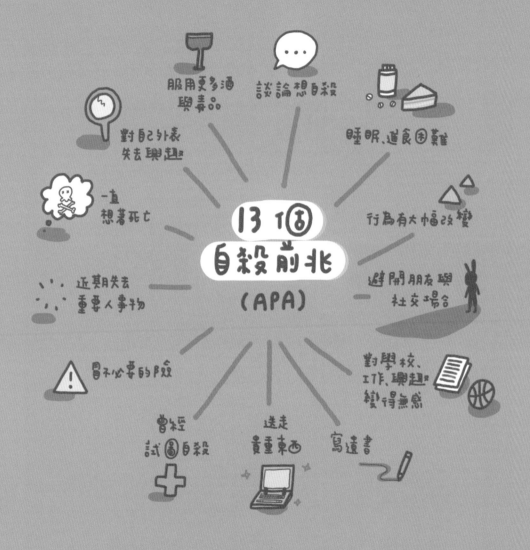

對不起,我不是不想見你
只是憂鬱症把我壓到覺得:

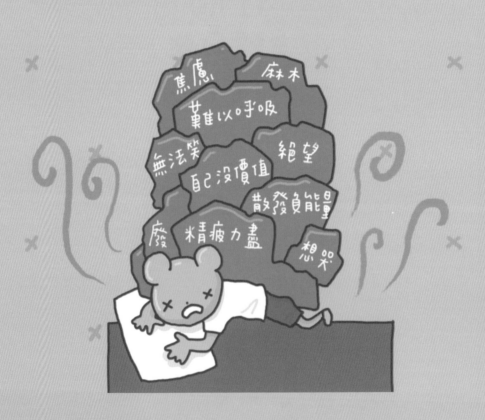

憂鬱症患者
為什麼有時想獨處
有時又希望人陪?

矛盾大對決!

想獨處的理由	想要人陪的理由
・怕掃興,成為負擔	・很難過的時候一個人更難受
・感覺很累,不想說話,笑不出來,也沒有力氣討好他人	・跟自己發作時的想法獨處很痛苦
・怕自己憂鬱或崩潰的樣子被看見	・希望自己最真實的樣子被接受
・怕別人可能想幫忙,講出來的話卻讓人更難過	・希望聽到一些鼓勵自己的話

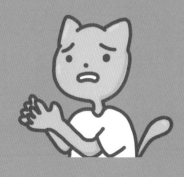

憂鬱症發作
跟人相處時...
可能會覺得:

怕突然崩潰　擔心別人的看法　自己不如別人

自己很討厭　很累　自己在拖累別人　難笑出來

自己要假裝　自己在浪費別人時間　自己很煩

不會被接受　感激別人的陪伴　又怕一個人又怕跟別人相處　自己很掃興

憂鬱症可能會讓一個人感到內心混亂,心情像複雜的暴風雨,卻有時很需要被陪伴。溝通自己當下的需求可能沒那麼容易,可能需要陪伴者多多理解與保持耐心!

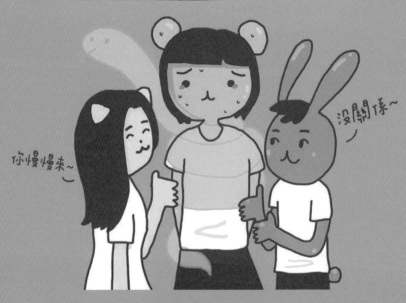

對方很排斥心理專業協助，怎麼辦？

無論是社會影響、家庭教育、朋友關係等，排斥心理專業協助的原因可能非常的多。很多人從小到大被灌輸著「不能控制情緒代表自己不成熟」、「表現出情緒、尋求幫助是懦弱的行為」之類，即使不表明這麼說，可能潛意識這麼認為著。或許在成長的過程中曾經表現出脆弱的一面卻被一次又一次地狠狠否定，甚至批評或是嘲笑，讓自己「絕對不可以向他人表示這些感受」變得更根深蒂固。

首先需要了解為什麼對方很排斥心理專業協助。每個人會排斥專業協助的原因不一樣，要去溫柔地反駁也是要先了解為什麼排斥才會有效。

接下來幾頁有介紹一些常常見的理由以及可以反駁的一些方式。在溝通的過程當中，記得他們排斥的理由可能深深地烙印在腦海中，不容易改變，有可能要聽不同人說很多次才會改變一些對於尋求幫助的想法。盡量不要對於他們的「固執」感到不耐煩，很多時候固執不是不夠開明，而是自己人生經驗累積而成。

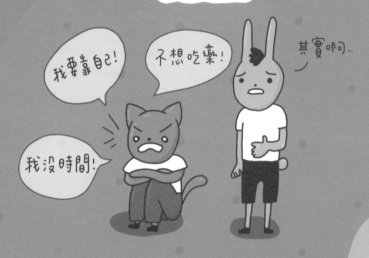

身邊的人排斥心理專業協助怎麼辦？

這些雖然不能涵蓋所有的情況，
但希望能夠給你更多工具
放進自己的溝通工具箱裡。

心理健康是個敏感的議題，尋求專業治療之事也深深
被污名化。鼓勵一個人去尋求幫助、需要耐心與理解。

為什麼會排斥尋求幫助？
可能是因為...

覺得只有不夠堅強或是問題
很嚴重的人才會尋求幫助

難以接受可能的病情

藥物相關疑慮

不想跟不認識的人講心事

擔心他人異樣的眼光，
怕被貼標籤

太貴

沒有時間

覺得不夠嚴重或是自己會好

曾經有不好的經驗

覺得自己不需要

被症狀阻礙(例·太低落
或焦慮，難以出門等)

覺得沒有用

由於議題可能敏感，跟別人談的時候
應多留意自己的表達方式。

做這些事 ⭕

✔ 保持耐心與同理心：無論
是與自己的心魔戰鬥或是顧
慮的事很多，都需要時間
與努力克服的。

✔ 問對方想不想要陪伴：有人希
望有人陪，有人想一個人去看。

✔ 提醒對方尋求幫助是一件
很勇敢、很棒的表現。

✔ 溫柔指正心理健康相關
錯誤認知。

✔ 照顧好自己，作為陪伴者
也有辛苦的時候。

別做這些事 ❌

✖ 逼迫或威脅對方或對他不耐煩：
可能造成反效果，讓對方更加
排斥尋求專業幫助。

✖ 放任心理健康錯誤認知
到處亂傳，選擇沉默可能
使這些信念被加深。

該說什麼來溫柔反駁不尋求幫助的理由?

覺得只有不夠堅強或是問題
很嚴重的人才會尋求幫助
→
跟對方說去尋求幫助是很堅強的
事,也不是要「多嚴重」才能去看,
想更加了解與解決問題都是
很好的理由。

難以接受可能的病情 →
可以去理解看看難以接受可能
的病情的原因,像是問「如果被
診斷出來有什麼疾病,對你而言
代表什麼意思呢?」然後耐心聆聽。

藥物相關疑慮 →
藥物治療不是一切,而且常常會有
人擔心會不會要吃一輩子/有副作用/
產生依賴等疑慮,都應該與醫師
討論。

擔心他人異樣的眼光,
怕被貼標籤 →
跟對方說他不需要與所有親友講,
也提醒他,你不會因為他去尋求幫助
就覺得他不好或怎麼樣。

不想跟不認識的人講心事 →
專業人士不會強迫他挖開還沒準
備好揭露的傷口,而雖然是鼓
勵能夠多分享,可以試著從症狀
開始說起。專業人士是來協助他
而不是批評他的。

太貴 →
不同場所的運作與收費方式都
有差異,可以一起尋找符合他的預
算的專業協助。

該說什麼來溫柔反駁不尋求幫助的理由?

沒有時間 → 提醒對方健康很重要,如果他允許,跟他一起看他的行程哪裡可以擠出空檔,也考慮遠端選擇。

覺得不夠嚴重或是自己會好 → 前面有提到不用覺得「多嚴重」才能尋求幫助,置之不理可能狀態惡化。

覺得沒有用 / 曾經有不好的經驗 → 每一位專業人士的做事風格都不一樣,也都經歷了充分的訓練,跟身邊的親友是非常不一樣的角色。

覺得自己不需要 → 試著進一步了解自己為什麼覺得對方需要,他卻覺得沒必要,然後試著溝通這想法的落差怎麼辦。

被症狀阻礙(例:太低落或焦慮,難以出門等) → 提議陪伴對方去,能在一旁即時協助,或是考慮遠端選擇。

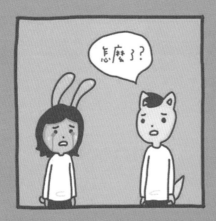

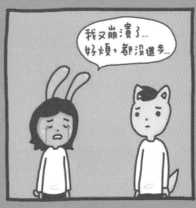

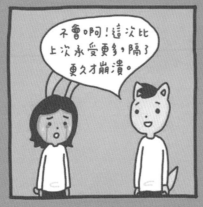

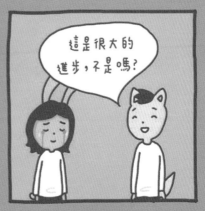

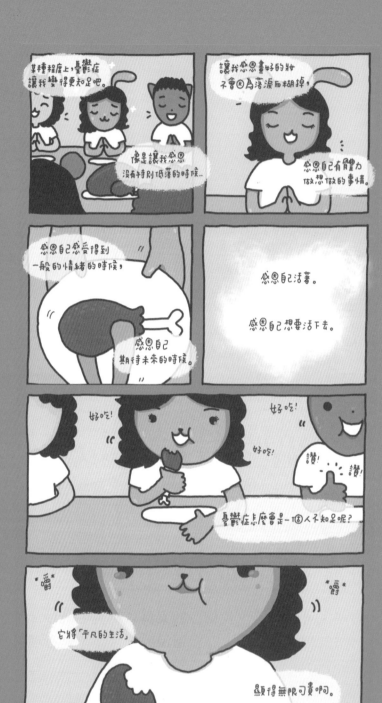